U0346493

· 名医评点名医丛书 ·

景岳新方砭

清·陈修园 撰　　林晶 点校

医贯砭

清·徐灵胎 著　　王家艳 点校

中国中医药出版社

· 北京 ·

图书在版编目（CIP）数据

景岳新方砭/（清）陈修园撰；林晶点校.
医贯砭/（清）余灵胎著；王家艳点校. —北京：
中国中医药出版社，2012.10
（名医评点名医丛书）
ISBN 978 - 7 - 5132 - 1085 - 0

Ⅰ.①景…　②医…　Ⅱ.①陈…　②徐…　③林…
④王…　Ⅲ.①中国医药学—中国—清代　Ⅳ.①R2 - 52

中国版本图书馆 CIP 数据核字（2012）第 180444 号

中 国 中 医 药 出 版 社 出 版
北京市朝阳区北三环东路 28 号易亨大厦 16 层
邮政编码　100013
传真　010 64405750
三河文昌印刷装订厂印刷
各地新华书店经销
*
开本 880 × 1230　1/32　印张 5　字数 121 千字
2012 年 10 月第 1 版　2012 年 10 月第 1 次印刷
书　号　ISBN 978 - 7 - 5132 - 1085 - 0
*
定价 24.00 元
网址　www. cptcm. com

如有印装质量问题请与本社出版部调换
版权专有　侵权必究
社长热线　010 64405720
购书热线　010 64065415　010 64065413
书店网址　csln. net/qksd/
新浪官方微博　http://e. weibo. com/cptcm

《名医评点名医》丛书
编 委 会

主　编　刘良海

副主编　张丽娟　杨宏丽　徐　曼

编　委（以姓氏笔画为序）

马　琳　马家驹　王家艳

林　晶　陶有强　韩倩倩

中医临床大家的"华山论剑"

——我们为什么推出《名医评点名医》书系？

金庸先生在《射雕英雄传》里描述的武林"华山论剑"场景，何等让人向往：

东邪、西毒、南帝、北丐、中神童，华山论剑，笑傲江湖。

假若在中医界，遍邀历代临床大家，如徐大椿、叶天士、陈修园、张景岳、许叔微等，进行"杏林华山论剑"，该是何等让人神往，何等期盼！

如今，通过《名医评点名医》书系，就实现了中医临床大家的"华山论剑"：

陈修园评点张景岳之《景岳新方砭》

叶天士评点许叔微之《类证"普济本事方"释义》

徐大椿评点赵献可之《医贯砭》

叶天士评点张景岳之《景岳全书发挥》

……

临床名医和临床名医的"华山论剑"！

顶尖大医和顶尖大医的"巅峰对决"！

虽是此名医对彼名医的评点甚至批评，读者却能从这种"毫不留情、针锋相对"中得到深层思考和临床启发！

反观当代中医学界，无论是大学里的教授博导，还是基层诊所里的中医医师，为数颇多的人用"疗效很好"来评价自己的疗效。给外人的整体印象是：似乎他们都是当代张仲景、当代华佗的转生再世。实际上我们"圈内人"很清楚，这其中鱼龙混杂，不乏滥竽充数之辈。比如，有些人身居大医院，永远是"人满为患，挂不上号"。于是，有些专家就真的自我感觉良好，把自己当成"一号难求"的苍生大医了。更有甚者，一旦他们的疗效欠佳，有人还会义正严辞地说：我这是考虑长期疗效，不能光看短期效应、杀鸡取卵啊。总之，这些人虽不占主流，但也不在少数，尤其值得中医学子警惕。

所以，我们拒绝自卖自夸的"疗效很好"，拒绝自圆其说的"丝丝入扣"，不要只拿你自己的医案、医论来说事，您可以试着"独立点评"某位众所公认的临床大家的"全部医论或医案"。通过对名家"针锋相对、毫不留情"的评点，才能体现"真水平"啊。当代著名中医临床家李士懋教授，就对曹颖甫、刘渡舟、赵绍琴医案进行过独立解析与点评，比如，对曹颖甫大承气汤案，李士懋评点："若余治此证，当用凉膈散更佳，因位靠上。"对刘渡舟麻黄附子细辛汤合生脉饮案，李士懋评点："窃以为阴柔过重，不利振奋阳气。"对赵绍琴病窦综合征案，李士懋评点："附子12g，似嫌重；虽有阴虚，然久病之人，熟地18g亦嫌滋柔，莫如轻灵一些，因势利导，循序渐进。"

《名医评点名医》书系，是我们精选中医临床大家相互评点的著作，突出临床思辨、突出深度思考，尽展中医临床大家徐大椿、叶天士、陈修园、张景岳、许叔微等"华山论剑"风采，"毫不讳言、锋芒相对"，堪称快意学中医之无上精品。

刘观涛
2012 年 8 月

内容提要

陈修园（1753－1823），原名念祖，号慎修，福建长乐人，清代著名医学家、教育学家。陈修园的著作大多流传甚广，主要由于其文字质朴洗炼，畅达优美，且多以歌诀形式，其内容亦深入浅出，切于实用，非常适合初学者作为入门参考书。《景岳新方砭》对张氏方作了批判，根据其内容，可以分为批判性、指导性、赞扬性、有失偏颇性等几个方面，于临证者颇多启发，值得一读。

徐灵胎（1693－1771），原名大椿，号洄溪老人，江苏吴江人，清代著名医学家。出身书香望族，从小业儒通经，博学多才，通天文地志、河工水利等，尤精岐黄。生平著述颇多，其中医学著作内容丰富，多有见地，思想新颖，注重实用，面世后一直为中医界所称道。《医贯砭》是对赵献可《医贯》一书所作的书评，采用引录或节录原文，逐段加批的形式，对重用温补和忌用攻下的理论、治则，提出了截然不同的见解。灵胎指出，当时医界中存在拘泥于以温补成方治病之弊，力主辨证论治，颇具一定影响。

点校说明

  《景岳新方砭》以清同治元年壬戌（公元 1862 年）务本书局刻本为底本，以清光绪十八年（公元 1892 年）上海图书集成印书局本为主校本，并参考其他各书进行校勘。

  《医贯砭》以乾隆年间半松斋《徐氏医书六种》为底本，以咸同年间《徐氏医书八种》、《徐灵胎十二种全集》等为主校本。

  由于两书篇幅均较小，故合并以出版。

  此次点校说明如下：

  1. 底本中字词确系明显之错讹等，均予径改，不出校记。如系底本错讹脱衍，需辨明者，则据校本改正或增删，并出注说明。

  2. 全文采用现行的标点符号，根据原文义理进行标点。

  3. 底本与校本不一，而文义均通者，不出校，悉从底本；难以确定何者正确，原文不动，出注说明；属底本讹误，予以校补，出注说明。

  4. 凡属生僻字、词，均加注音及注释。

5. 凡属通假字，原文不动，首见出注说明。

6. 由于版式变更，原方位词，如"左"、"右"等一律改作"上"、"下"，不出注。

点校者

2012 年 7 月

目　录

上篇　景岳新方砭

· 1 ·

———
① 芽：原作"牙"，据光霁堂本改。

————

① 原脱"凉胎饮"并此下方药共七十
字,据上海锦章书局本补。
② 绵:原作"棉",据光霁堂本改。
③ 珠:《景岳全书·新方八阵》作
"朱"。

下篇　医贯砭

上篇

景岳新方砭

序

以药治病而有方，方既行于世，何以砭之？以其似是而非，害经方也。经方云何？即[1]仲景撰用《素问》，按六经而集伊圣汤液之遗方也。医道肇于轩岐而昌明于仲景，犹尧舜之道赖之孔子。后之学者虽天分极高，总不可舍先圣范围而求新厌故也。且人可以胜人，而不可胜天。天欲明至道而垂万世，必生一至人以主之。如《灵枢》、《素问》医学之全体也；《伤寒杂病论》医学之大用也。天授之书可述而不可作，作则误为新方矣！

然吾以为医学之误不始新书，而始于叔和，而新方之误尤甚于叔和者。叔和以《伤寒论》中六经括百病者，谓为冬月用，不关三时，致后人相袭相悖。虽六经之法因之而废，至今尚知推崇乎仲景。景岳生于明季，有志著书则当明经卫道，指叔和之误而正之。何其反作新为，欲驾仲景而上之？

余初得景岳《类经》，阅叶敬君序文称：景岳经、史、子、集无不研究，会稽中杰士也。意其人必能真

---

① 即：原作"耶"，据上海图书集成本改。

识仲景，可以羽翼圣经，不意其治阳虚者，不知求之太阳；阳盛者，不知责之阳明，而专主人参。欲补阴者，不知求之太阴；欲救阴者，不知取之少阴，而专主地黄。满纸之论阴论阳，依流俗之好尚，不尤甚叔和之认《伤寒论》之专为冬月而设耶？

余为景岳惜，斯不能曲为景岳讳也。尝考轩辕继天立极，与岐伯诸臣互明医道，何重民病也！汉仲景任长沙太守，慨世医之误，为轩岐阐法以开蒙昧。读其自序，又何悲悯也！古圣人推其不忍人之心，而大有造于天下万世，岂浅鲜哉？

余友陈修园治举子业，以文章著，而尤究心于《内经》、《伤寒》、《金匮》等书，常言医道在兹，著述颇富。仕畿辅大水后，民患温疫，施方药全活者不可胜数。目击一时方士，因陋就简，语以仲景集群圣之方法则茫然，心甚痛之。夫阳托仲景之名，而实与相反者，景岳之邪说也。圣训不明，总由邪说不辟。为邪说之最者，莫如景岳之《新方八阵》。修园取新方而砭之，宁获罪于景岳，而思有补于苍生，斯不得不于宗景岳者脑后痛下一针也。

修园出其书以示余，旋自悔其言之激而焚之。余与修园有同志，私觅其原稿，属坊友付梓而出之。俾紫不夺朱，郑不乱雅，于医道不无少补云。

嘉庆九年桂月愚弟许天霖在田氏拜题

小引

景岳《新方八阵》，余友林雨苍徇时好而为歌括，属余注解。余固辞之，又力请，遂不能却。

考景岳用功以多为贵，昔著《类经》、《质疑录①》，而全书六十四卷，世传出其甥手，要皆拾前人之糟粕而张大其言。斯道为之晦，而通行之套法实为之开也。

余即取通行之套法与经旨不戾者，借景岳之方而畅发之。景岳谓熟地补阴，即于"阴"字疏，其不能补阴处自在言外；人参补阳，即于阳字疏，其不能补阳处亦在言外。注之即所以砭之也，然业是道者绝少通儒，保无有读书死于句下者？且师友相传，因陋就简，谓景岳方最切时用。每出方论反借余之注解以覆空疏，竟使余寓砭于褒之意，尽为庸耳俗目所掩，可知笔墨之不可浪用也。余过矣！徐灵胎有《医贯砭》一书，谓赵氏之荒唐不足责，吕氏负一时之望而嘉之，则流毒无有已时。犹赏道之罪大于为盗者，则向者之新方注解岂容姑存乎？因效徐灵胎例，著《新方砭》四卷，知者必于矛盾处鉴余之苦心焉。

嘉庆七年岁次壬戌端阳陈念祖修园题于保阳差次

---

① 录：原作"集"，据上海章福记本改。

卷一

闽吴航陈念祖修园甫著
男元豹道彪古愚
　元犀道照灵石 同校字

补阵

大补元煎

治男妇气血大坏，精神失守，危剧等证。此回天赞化，救本培元第一要方。

本方与后右归饮出入互用。

人参补气补阳以此为主，少则用一二钱，多则用一二两　山药炒，二钱　熟地补精补阴以此为主，少则用二三钱，多则用二三两　杜仲二钱　当归二三钱，若泄泻者去之　山茱萸一钱，如畏酸吞酸者去之　枸杞二三钱　炙甘草一二钱　水二钟，煎七分，食远温服。

陈修园曰：景岳开章第一方即杂沓模糊，以启庸医混补之渐。据云气血大坏，精神失守，自非泛泛之药可以模棱幸中。景岳未读《本草经》，竟臆创臆说，曰：补气补阳以人参为主，少则用一二钱，多则用一二两；补精补阴以熟地为主，少则用二三钱，多则用二三两。自此说一开，市医俱得捷径。不知神农明人参之性，通共二十七字，以补五脏为提纲，谓五脏属阴，此物专于补阴也。仲景于汗吐下后用之，以救阴存液。如四逆汤、白通汤、通脉四逆汤等，皆回阳大剂，俱不加此阴柔之品，致阳药反掣肘而不行。自唐、宋以后，少明其理，无怪景岳一人也。

至于地黄，神农有"填骨髓、长肌肉"等说。然为服食之品，非除病之药。《本草经》另特出"久服"二字，多则服至终身，少亦服至数年，与五谷之养人无异。若以景岳之言，肾虚精竭之人，用地黄二三两，煮成稠汁，令其多服，即可毕补肾之能事，岂脾虚食少之人，用白米二三升煮成糜粥，令其强食，即可毕补脾之能事乎？吾知其为害多矣！且一方之中，混拈补药数味，绝无配合意义。归、地、枸、茱、山药、人参皆粘滑之品，又益以甘草之甘，杜仲之钝，绝无灵动之性，入咽之后，无不壅气减食。气壅则神日昏，食减则精不储，精生于谷。神为阳气之主宰，精为阴气之英华，精神因此药而颓败，固不待言。

城西李某，患腹中满闷、倦怠懒言等证，医用逍遥散服三十剂，小便绿色，脚痿弱。延余诊之，六脉数而弦。余曰：病在中土，土气本缓而变数。数者，缓之反也；且兼弦象，弦为土贼，诸药大伤土气。先以石斛、薏苡之类，先取其淡以补脾，嗣以大药救之。李某云：本甘入脾，今谓淡以补脾，何义？余曰：《洪范》有"炎上作苦，润下作咸"等句，皆就本物之味言之。惟于土，则曰"稼穑作甘"，以土本无味可指，故指土之所生而言也。无味即为淡，五味皆托始于淡，淡为五味之本；五脏皆受气于脾，脾为五脏之本，此理甚妙。李某持方商之前医，谓药方太薄，议进大补元煎，日服一剂。半月后，大喘大汗，四肢逆冷。适余为盐台，坚留署中治病。前医用贞元饮加味，即理阴之类，夜用六味回阳饮三剂。次早余到，肢冷如水，汗出如涌，六脉全无，气喘，痰声漉漉。余曰：此因误服参、地过多，致下焦阴气上凌阳位，痰涎水饮闭塞气道，《内经》名为冒明晦塞①。反以贞元饮、六味回阳饮与前此所服大补元煎，皆重用地黄附和阴气，令阴霾四布，水势滔天，托回阳之名，以促其归阴。余每年目击服此药枉死者数十人。午后阴气用事，必不能少延，果如言而殁。附此以为喜用地黄、当归、枸杞、人参者戒！

左归饮

此壮气之剂也。凡命门之阴衰阳胜者，此方加减主之。

熟地二三钱，或加至二三两　山药二钱　枸杞二钱　甘草炙，一钱　茯苓一钱　山茱萸一二钱，畏酸者少用之　水二钟，煎七分，食远服。

陈修园曰：左右归二饮，余于歌括注②，取其用甘草一味，从阳明以输精及肾，亦不没景岳之善悟偶中处。究竟是无病时服食之方，若真正肾虚必专用健脾法，俾精生于谷；或兼用补火法，俾火能致水。若徒用左右归二饮，逐末而忘其本，不足赖也。二方之加减尤陋。

右归饮

此益火之剂也。凡命门之阳衰阴胜者，宜此方加减主之。

熟地二三钱，或加至一二两　山药炒，二钱　山茱萸二钱　枸杞二钱　甘草二钱　杜仲姜制，二钱　肉桂一钱　附子一二三钱，制　水二钟，煎七分，食远温服。

左归丸

治真阴肾水不足，不能滋养营卫，渐至衰弱，或虚热往来、自汗盗汗，或神不守舍、血不归原，或虚损伤阴，或遗淋

---

① 冒明晦塞：意谓浊阴上冒，清阳闭塞。
② 余于歌括注：据本书《小引》，当指陈修园为林雨苍《新方八阵歌括》作注。

不禁，或气虚昏晕，或眼花耳聋，或口燥舌干，或腰瘿腿软。凡精髓内亏，津液枯涸等证，俱速宜壮水之主以培左肾之元阴，而精血充矣，宜此方主之。

大怀地八两　山药炒，四两　枸杞四两　山茱萸肉四两　川牛膝蒸熟，酒洗，三两，精滑者不用　菟丝子制，四两　鹿胶敲碎，炒珠，四两　龟胶切碎，炒珠，四两，无火者不必用　炼蜜丸桐子大，每用滚汤或淡盐汤送下百余丸。

陈修园曰：左、右归二丸，汇集药品颇纯，然亦是寻常服食之剂。若真正肾虚病，服之必增痰多气壅、食少神昏、心下悸、吐血等病。盖方中广集阴柔之品，每令阴气上弥而天日不见。读《内经》者自知之。余尝与及门①谈及二方，谓景岳算得是一个好厨手。左归丸，厨子所造八仙菜，用燕窝、兰腿、猪脊髓、猪悬蹄、鸽子蛋、辽海参、香菌、鸡汁烹煮。右归丸又加椒、姜大辛之味，及火炙一二品在内，不特可口，而且益人。若因其益人而与病人食之，未有不作胀，留热而增病者。余故曰：景岳为厨中一好手，为医中一坏手也。今以此二方媚富贵家者，皆割烹要人之术也。至于自注云"治真阴肾水不足，不能滋养营卫，渐至衰弱"等句，不通之甚！

右归丸

治元阳不足，或先天禀衰，或劳伤过度，以致命门火衰不能生土，而为脾胃虚寒，饮食少进，或呕恶膨胀，或翻胃噎膈，或怯寒畏冷，或脐腹多痛，或大便不实，泻痢频作，或溺自遗，虚淋寒疝，或侵溪谷而肢节痹病，或寒在下焦而水邪浮肿。总之，真阳不足者，必神疲气怯，或心跳不宁，或四肢不收，或眼见邪祟，或阳衰无子等证，俱速宜益火之源以培右肾

①　及门：指登门受业的弟子。

之元阳，而神气自强矣，此方主之。

大怀地八两　山药炒，四两　山茱萸微炒，三两　枸杞微炒，四两 鹿角胶炒珠，四两　菟丝子制，四两　杜仲姜汤炒，四两　当归三两，便 溏勿用　肉桂二两，渐可加至四两　制附子自二两渐可加至五六两　上法丸 如前，或如弹子，每嚼服二三丸，以滚白汤送下，其效尤速。

五福饮

凡五脏气血亏损者，此能兼治之，足称王道之最。

人参随宜，心　熟地随宜，肾　当归二三钱，肝　白术炒，一钱半， 脾　甘草一钱，脾　水二钟，煎七分，食远温服。

陈修园曰：凡药之补气血者，非以药汁入腹即为人血，药 气入腹即为人气也，不过视此经之空虚，引他经之气血注之 耳。若依景岳五福饮之说，则不论何脏之血虚，归、地可以补 之；不论何脏之气虚，参、术可以补之；不论诸药性用何如， 甘草可以和之。又自注分五脏补之，试问五脏之气血从何处而 来？渠反昧昧。即果如其说，独不犯《内经》久而增气，气 增而夭之戒乎？景岳方诚庸陋之甚也！

七福饮

治气血俱虚而心脾为甚者。

即前方加枣仁二钱，远志三五分。

陈修园曰：论见五福饮。又加枣仁、远志名为七福饮。自 注云"治气血俱虚而心脾为甚者"。若依景岳之言，凡心脾之 虚得此二味无不可补，宜诸方皆可加入，何必于五福饮加二味 而特立个方名乎？多事甚矣！

一阴煎

此治水亏火胜之剂，故曰一阴。凡肾水真阴虚损，而脉证

9

多阳，虚火发热及阴虚动血等证；或疟疾伤寒，屡散之后，取汗既多，脉虚气弱，而烦渴不止，潮热不退者，此以汗多伤阴水亏而然也，皆宜用此加减主之。词不条贯。

生地二钱　熟地三五钱　芍药二钱　麦冬二钱　甘草一钱　牛膝一钱半　丹参一钱　水二钟，煎七分，食远温服。

陈修园曰：甘寒之法，原不可废，试问此方有何意义？凡一切市上摇铃辈、贩药辈，谁不能如此配合者？景岳意以之立方垂训，又于方下自注许多证治，试问有一证入扣否？且饰以一、二、三、四、五各色，愈形其陋。

加减一阴煎

治证如前，而火之甚者，宜用此方。

生地　芍药　麦冬各二钱　熟地三五钱　炙甘草五七分　知母二钱　地骨皮一钱　水二钟，煎服。

陈修园曰：此方去熟地，尚不甚驳杂。

二阴煎

此治心经有热，水不制火之病，故曰二阴。凡惊狂失志、多言多笑，或疡疹烦热、失血等证，宜此主之。

生地二三钱　麦冬二三钱　枣仁二钱　生甘草一钱　元参一钱半　黄连或一二钱　茯苓一钱半　木通一钱半　水二钟，加灯草二十根，或竹叶亦可，煎七分，食远服。

陈修园曰：心经有热，非此药钝滞所可疗。仲景泻心汤、防己地黄汤、风引汤俱有浴日补天之妙。制此方者全未梦见。

三阴煎

此治肝脾虚损、精血不足及营虚失血等证，故曰三阴。凡中风血不足养筋及疟疾汗出多、邪散而寒热犹不能止，是皆少阳、厥阴阴虚少血之病。微有火者宜一阴煎，无火者宜此主之。

当归三钱　熟地三五钱　甘草一钱　芍药酒炒，二钱　枣仁二钱人参随宜　水煎温服。

陈修园曰：木为三数①，三阴煎者，治木病也。然其自注治"肝脾虚损"三句，绝不联贯。又云治"少阳、厥阴阴虚少血"之病，"阴虚少血"四字不通。谓此方能治少阳之病，试问方中何物是少阳之药？谓肝主血，入血分药俱能治肝，亦是模棱之术。《内经》云：伏其所主，先其所因。或收或散，或逆或从，随所利而行之，调其中气使之和平。厥阴之治法，惟仲景得之。若以此方常服，则气火交郁，百病续生，看似和平，其实伪君子之害，更甚于真小人也。

四阴煎

此保肺清金之剂，故曰四阴。治阴虚劳损、相火炽盛、津枯烦渴、咳嗽、吐衄、多热等证。

生地二三钱　麦冬二钱　白芍药二钱　百合二钱　沙参二钱　茯苓一钱半　生甘草一钱　水二钟，煎七分，食远服。

陈修园曰：金畏火，人之所知也。而《内经》曰：肺恶寒。又云：形寒饮冷则伤肺。"保肺清金"四字，流俗之谈，今人奉为格言，为害非浅。而景岳于此方又注云"相火炽盛、津枯烦渴"等句，亦是一偏之谈。火盛津枯者固有之，而不知津随气行，气之所到，津亦到焉。《金匮》治肺痿证以甘草干姜汤为首方。此旨非景岳所可蠡测。兹方汇平纯微寒之品，咳嗽吐血之人百服百死。吾愿业此道者，历溯乎日用此方之

① 木为三数：《河图》以1至10十个自然数合天地五行，说明五行生成数，1、2、3、4、5分别为水、火、木、金、土之生数。

误，发一点天良，而自加惩创焉。

五阴煎

凡真阴亏损、脾虚失血等证，或见溏泄未甚者，所重在脾，故曰五阴。忌润滑，宜此主之。

熟地五七钱或一两　山药炒，三钱　扁豆炒，二三钱　甘草一二钱，炙　茯苓一钱半　芍药炒黄，二钱　五味子二十粒　人参随宜用　白术炒，二钱　水二钟，加莲肉（去心）二十①粒煎服。

陈修园曰：景岳自注方治数行，以"真"字换作"至"字，便有意义。凡经中"阴虚"二字，多指脾虚而言，以脾为阴中之至阴也，但补阴有理中汤，尽美尽善。景岳不知"阴阳"二字的解，满腔俱是归、地补阴，参、术补阳之说，遂有此方之庸劣。又加以熟地一味，杂乱无章，以至患此者，百服百死。余为活人计，不得不大声疾呼也。

大营煎

治真阴精血亏损及妇人经迟血少、腰膝筋骨疼痛，或气血虚寒、心腹疼痛等证。

当归二三钱或五钱　熟地三五七钱　枸杞二钱　甘草一二钱　杜仲二钱　牛膝二钱半　肉桂一二钱　水二钟，煎七分，食远服。

陈修园曰：据云真阴精血亏损，必求之太阴阳明，以纳谷为宝，生血化精，以复其真阴之不足，若徒用熟地、当归、牛膝、枸杞等，湿伤脾而滞妨胃，反竭其精血之源也。腰膝筋骨疼痛，非风即湿，术、附是其要药；心腹疼痛与此等方，亦更无涉，惟经迟血少者，颇为近道。

---

① 十字下原脱"粒"，据上海图书集成本补。

小营煎

治血少阴虚，此性味平和之方也。

当归二钱　熟地二三钱　芍药炒，二钱　山药炒，二钱　枸杞二钱　甘草一钱　水二钟，煎七分，食远服。

陈修园曰：血少阴虚，论是大营煎。此方自注云"性味和平"，究竟无一味是治病之品，学者最不可走此一路，养病以害人也。时医郑培斋专精此法，名噪一时，夏月患霍乱吐泻，自用藿香正气散二服而毙。是以通套药误人而自误也。

补阴益气煎

此补中益气汤之变方也。治劳倦伤阴，精不化气，或阴虚内乏①，以致外感不解、寒热痃疟、阴虚便结不通等证。凡属阴气不足，而虚邪外侵者，用此升散，无不神效。乱道。

人参一二三钱　当归一二钱　山药酒炒，二三钱　熟地三五钱或一二两　陈皮一钱　甘草一钱　升麻二分，火浮于上者，去此不必用　柴胡二三钱，如无外邪者不用　水二钟，加生姜三五七片，煎八分，食远温服。

陈修园曰："劳倦伤阴，精不化气"八字不通。又云"阴虚内乏，致外感不解"，此药更不可沾唇，必从桂枝汤和阴阳而调营卫，又啜粥以助胃气之内乏，取水谷之津以为汗，则邪从汗解，而阴液不伤矣。又云"寒热痃疟，便结不通"等证，更非此方所可幸效，必用小柴胡汤方效。仲景云"上焦得通，津液得下，胃气因和，身濈然汗出而解"，圣法彰彰。景岳方平庸者居多，久服每因循而误事，此则杂乱无章，入咽之顷，其害立见。

① 乏：原作"泛"，据上海章福记本改。

13

举元煎

治气虚下陷，血崩血脱，亡阳垂危等证。有不利于归、熟等剂，而但宜补气者以此主之。黄芪、升麻非补气之品，亡阳汗多者大忌之。

人参　黄芪各三五钱　甘草一二钱　升麻五七分，炒用　白术炒用，一二钱　水二钟半，煎七八分，温服。

陈修园曰：此从补中益气汤减去数味即不成方义。

两仪膏

治精气大亏，诸药不应，或以克伐太过，耗损真阴。凡虚在阳分，而气不化精者，宜参术膏①。若虚在阴分，精不化气者，莫妙于此。其有未至大病，而素觉阴虚者，用以调元，尤称神妙。

人参半斤或四两　大熟地一斤　以河水熬膏，不拘时服。

陈修园曰：人参生于上党山谷，辽东幽冀诸州，背阳向阴，其味甘中带苦，其质柔润多液，置于日中一晒，便变色而易蛀，其为阴药无疑，读《神农本草经》自知。景岳又倍用熟地合煮成膏，俱是纯阴之气，于阳脏之人，及烦躁多热之病，便闭、溺短、易饥者，未始不宜之；若咳嗽、食少、便溏等证，当视之如砒。以"两仪"命名不确。

贞元饮

治气短似喘，呼吸促急，提不能升，咽不能降，气道噎塞，势剧垂危者。常人但知为气急其病在上，而不知元海无

---

① 参术膏：《景岳全书·古方八阵》方，人参、白术等分，水煎熬膏。

根，亏损肝肾，此子午不交①气脱证也。尤为妇人血海常亏者，最多此证，宜急用此饮以济之缓之，敢云神剂。凡诊此证，脉必微细无神；若兼紧，尤为可畏。倘庸众不知，妄云痰逆气滞，用牛黄、苏合及青皮、枳壳破气等剂，则速其危矣。庸医用此方，方后必录此不通语，可笑！

熟地七八钱，甚者一二两　甘草一二三钱　当归一二钱　水二钟，煎八分，温服。

陈修园曰：此方治烦渴易饥，时或气急，不利于辛散燥热之剂。景岳取熟地、当归以济其枯，取甘草以缓其急，为轻证立法，偶或有效。若咳嗽挟寒水之气上逆，非小青龙佐以真武不可②。若风火而激动水饮，非越婢加半夏汤不可。若支饮内痛，不得畏十枣汤之峻攻。若饮满气闭，不必虑葶苈大枣泻肺汤之苦寒。少阴之气上脱，必用通脉四逆汤加胆汁人尿以导之；太阴之气不输，必用理中汤倍加人参以助之。此皆急救法也。《金匮》云：气短有微饮，当从小便去之，肾气丸主之，苓桂术甘汤亦主之。此缓治法也。若用贞元饮，遏元阳助水邪，而又滞痰壅气，无不下咽立危者。特不解时医以此方日杀数人，而不知变计，吾知其良心丧尽矣！

当归地黄饮

治肾虚腰膝疼痛等证。

当归二三钱　熟地三五钱　山药一钱　杜仲一钱半　牛膝一钱半　山茱萸一钱　甘草八分　水二钟，煎八分，食远服。

陈修园曰：腰膝疼痛，因风寒湿三气者最多，服此方必剧，以助湿留邪也。至云起于肾虚，岂熟地、枸杞等药为肾虚

---

① 子午不交：地支属五行应五脏，子午分属水火应肾心。子午不交，即心肾不交。
② 可：原作"乎"，据光霁堂本改。

必需之品乎？抑亦顾末忘本矣！

济川煎

凡病涉虚损，而大便闭结不通，则硝、黄攻击等剂必不可用。若势有不得不通者，宜此主之。此用通于补之剂也，最妙。

当归三五钱　牛膝二钱　肉苁蓉酒洗去盐，一二钱　泽泻一钱半　升麻五七分或一钱　枳壳一钱，虚甚者不必用　水一钟，煎七分，食前服。

陈修园曰：大便秘者，除脾约丸、三气汤①外，又有大热之备急丸，大寒之更衣丸，通津液之小柴胡汤，下实火之大柴胡汤等法，皆圣法也。而滋润之说，为庸医之逢迎富贵，掩覆空疏之诡术，如此方是也。然视近今五仁丸，又差胜一格。

地黄醴

治男妇精血不足、营卫不充等患，宜制此常用之。

大怀地取味极甘者烘晒干，以去水气，八两　沉香一钱，或白檀二分亦可　枸杞用极肥者，亦烘晒以去润气，四两　上约每药一斤，可用高烧酒十斤浸之，不必煮，但浸十日之外即可用矣。凡服此者，不得过饮，服完又加酒六七斤，再浸半月，仍可用。

陈修园曰：此服食方，却亦妥当。

归肾丸

治肾水真阴不足、精衰血少、腰酸脚软、形容憔悴、遗泄阳衰等证。

熟地八两　山药四两　山茱萸肉，四两　茯苓四两　归身三两　枸

---

① 三气汤：疑为三承气汤。

杞四两　杜仲四两，盐水炒　菟丝子制，四两　炼蜜，同熟地膏为丸桐子大。每服百丸，饥时开水送下。

陈修园曰：以丸药为补养，非古法也。始于孙真人，而后世因之。此方为通用之应酬方。亦不必议之。

赞化血余丹

此药大补气血，故能乌须发，壮形体，其于培元赞育之功，有不能尽述者。

血余八两　熟地八两，蒸捣　枸杞　当归　鹿角胶炒珠　菟丝子制　杜仲盐水炒　巴戟肉酒浸，剥，炒干　小茴香略炒　白茯苓乳拌，蒸熟　肉苁蓉酒洗去鳞甲　胡桃肉各四两　何首乌小黑豆汁拌蒸七次，如无黑豆或牛乳，人乳拌蒸俱妙，四两　人参随宜，如无亦可　上炼蜜丸，每食前用白沸汤送下二三钱。

陈修园曰：血余灰能利小便，如久患淋沥及溺血者最宜，久聋者亦宜之。此方颇有条理，但首乌宜去之。

养元粉

大能实脾养胃气。

糯米一斗，水浸一宿，沥干，慢火炒熟　山药炒　芡实炒　莲肉各二两　川椒去目及闭口者，炒①出汗，取红末二三钱　上为末，每日饥时以滚水一碗，入白糖三匙化开，入药末一二两调服之。或加四君子、山楂肉各一二两更妙。

陈修园曰：此方颇佳，但非治病药耳。

玄武豆

羊腰子五十个　枸杞二斤　补骨脂一斤　大茴香六两　小茴香六

_____

① 炒：原作"以"，据上海图书集成本改。

两　肉苁蓉十二两，大便滑者去之　青盐八两，如无苁蓉，此宜十二两　大黑豆二斗，圆净者，淘洗净　上用甜水①二斗，以砂锅煮前药七味至半干，去渣入黑豆，匀火煮干为度。如有余汁俱宜拌渗于内，取出用新布摊匀晒干，磁瓶收贮，日服之，其效无穷。如无砂锅，铁锅亦可。若阳虚者，加制附子二两更妙。

陈修园曰：此豆常服益人，但功缓耳。

蟠桃果

治遗精虚弱，补脾滋肾最佳。

芡实一斤，炒　莲肉去心，一斤　胶枣肉一斤　熟地一斤　胡桃肉去皮，二斤。

陈修园曰：此方去熟地则药纯功大。

王母桃

培补脾胃②，功力最胜。

白术用冬术切片，味甘者佳，苦者勿用。以米泔浸一宿，切片，炒　大怀熟地蒸捣。上二味等分　何首乌人乳蒸　巴戟甘草水浸　枸杞子烘。以上三味减半　上为末，炼蜜捣丸龙眼大。每用三四丸，饥时嚼服，滚汤送下。

陈修园曰：方虽庸而却不杂。

休疟饮

此止疟最妙之剂也。若汗散既多，元气不复，或以衰老，或以弱质，而疟有不能止也，俱宜用此。化暴善后之第一方。其有他证，加减俱如法。

_____

① 甜水：清净甘纯的水。
② 胃：《景岳全书·新方八阵》作"肾"，义长。

人参　白术炒　当归各三四钱　何首乌制，五钱　甘草八分　水二钟半，煎七分，食远服。渣再煎。或用阴阳水①各一钟，饭后食远再服一钟。

陈修园曰：久疟之治，以理中汤为第一善法。此方不寒不热，又重用首乌之涩，便不成方法。予每见服之减食，久服变成胀满之证。戒之！戒之！

---

①　阴阳水：生熟各半合成的水。一说由井水河水各半合成。

卷 二

闽吴航陈念祖修园甫著
男元豹道彪古愚
元犀道照灵石 同校字

和 阵

金水六君煎

治肺肾虚寒，水泛为痰；或年迈阴虚，血气不足，外受风寒，咳嗽、呕恶、多痰、喘气等证神效。

当归二钱 熟地三五钱 陈皮一钱半 半夏一钱 茯苓二钱 甘草一钱 水二钟，生姜三五片，煎七八分，食远服之。

陈修园曰：二陈汤为祛痰之通剂。盖以痰之本水也，茯苓利水以治其本；痰之动湿也，茯苓渗湿以制其动。方中只此一味是治痰正药，其余半夏降逆，陈皮顺气，甘草调中，皆取之以为茯苓之佐使耳。故仲景方，痰多者俱加茯苓，呕者俱加半夏，古圣不易之法也。景岳取熟地寒润，当归辛润，加此二味，自注为肺肾虚寒，水泛为痰之剂。不知肺寒非干姜、细辛、五味子合用不可；肾寒非干姜、附子重用不可。若用当归、熟地之寒湿，助其水饮，则阴霾四布，水势上凌，而气逆咳嗽之病日甚矣。燥湿二气，若冰炭之反。景岳以骑墙之见，杂凑成方，方下张大其说以欺人。庸医喜得骗人糊口之具，其如草菅人命何？

六安煎

治风寒咳嗽及非风初感、痰滞气逆等证。

陈皮一钱半　半夏二三钱　茯苓二钱　甘草一钱　杏仁二钱　白芥子五七分，老年气弱不用　水一钟半，加生姜三五七片，煎七分，食远服。

陈修园曰：此方看似平稳，其实咳嗽气喘者服之效者少，不效者多。且白芥子、杏仁性不驯良，多服每令人吐血，不如《伤寒论》、《金匮》诸法之有利无弊也。

和胃二陈煎

治胃寒生痰，恶心呕吐、胸膈满闷、嗳气。

干姜炒，一二钱　砂仁四五分　陈皮　半夏　茯苓各一钱半　炙甘草七分　水一钟半，煎七分，不拘时温服。

陈修园曰：方稳。

苓术二陈煎

治痰饮、水气停蓄心下，呕吐吞酸等证。

猪苓一钱半　白术一二钱　泽泻一钱半　陈皮一钱　半夏一二钱　茯苓一钱半　甘草八分　干姜炒黄，一二钱　水一钟半煎。

陈修园曰：方佳。

和胃饮

治寒湿伤脾，霍乱吐泻及痰饮水气、胃脘不清、呕恶、胀满、腹痛等证。

陈皮　厚朴各一钱半　干姜炮，二钱　甘草一钱　水一钟半，煎七分，温服。

陈修园曰：自和胃二陈煎①至此方俱佳。但干姜不宜炮，恐炮透则气焦味苦，转失其性，且恐减其雄烈辛味，不能变胃而受胃变也。

排气饮

治气逆食滞、胀痛等证。

陈皮二钱五分　木香七分或一钱　藿香一钱五分　香附二钱　枳壳一钱五分　泽泻二钱　乌药二钱　厚朴一钱　水一钟半，煎七分，热服。

陈修园曰：方中香药太多，未免耗气，而枳壳、乌药尤不驯良，不如七气汤之妙也。

大和中饮

治饮食留滞、积聚等证。

陈皮一二钱　枳实二钱　砂仁五分　山楂二钱　麦芽一钱　厚朴一钱半　泽泻一钱半，水一钟半，煎七分，食远温服。

陈修园曰：饮食留滞在膈者，宜瓜蒂吐之；在腹者，宜承气下之。若徒用此药消导，非古人之治法。唐、宋以后以消导法取诸酿酒，鼻中自闻有酒味则效。然肠胃非酒坛，何以当此克破而无腐肠之患乎？不如《金匮》用承气汤之有利无弊也。

小和中饮

治胸膈胀闷，或妇人胎气滞满等证。

陈皮一钱五分　山楂二钱　茯苓一钱半　厚朴一钱半　甘草五分　扁豆炒，二钱　水一钟半，加姜三五片，煎服。

陈修园曰：胸膈胀闷多属浊气在上所致，仲景《伤寒》

---

① 煎：原作"汤"，据上海图书集成本改。

《金匮》诸方俱神。若此方之庸，不过冀其幸效而已。至妇人胎气滞满，方中山楂更不合宜。

大分清饮

方在寒阵五。

小分清饮

治小水不利、湿滞肿胀，不能受补等证，此方主之。

茯苓二三钱　泽泻二三钱　薏苡仁二钱　猪苓二三钱　枳壳一钱　厚朴一钱　水一钟半，煎七分，食前服。

陈修园曰：小水不利，皆由三焦失其决渎之职，以致膀胱之气不化，自有治本清源之道。大分清、小分清二饮之浅陋，不足以治重证也。

解肝煎

治暴怒伤肝，气逆胀满、阴滞等证。如兼肝火者，宜用化肝煎。

陈皮　半夏　厚朴　茯苓各二钱半　苏叶　芍药各二钱　砂仁七分　水一钟半，加生姜三五片，煎服。

陈修园曰：此方从七气汤套来，加陈皮、芍药、砂仁三味，便成蛇足。且七气汤仿于《金匮》之半夏厚朴汤。原方以生姜为君，茯苓为臣，紫苏、厚朴、半夏为佐使。后人套其方为七气汤已陋，景岳又套其方而混加之，陋而又陋矣。

二术煎

治肝强脾弱，气泄、湿泄等证。

白术炒，二钱或三钱　苍术米泔浸，炒，二钱　芍药炒黄，二钱　陈皮炒，一钱五分　甘草一钱，炙　茯苓二钱　厚朴姜汤炒，一钱　木香六

七分　干姜炒黄，二钱　泽泻炒，一钱半　水一钟半，煎七分，食远服。

陈修园曰：此方芍药二钱宜换作防风一钱半则纯。

廓清饮

治三焦壅滞，胸膈胀满、气道不清、小水不利、年力未衰通身肿胀，或肚腹单胀、气实非水等证。

枳壳二钱　厚朴一钱半　大腹皮一二钱　白芥子五七分或一二钱　莱菔子生捣，一钱。如中不甚胀能食者，不必用此　泽泻二三钱　陈皮一钱

水一钟半，煎七分，食远温服。

陈修园曰：实证可以暂①服此方，未效即宜舍去，以此方皆逐末而忘本也。

扫虫煎

治诸虫上攻，胸腹②作痛。

青皮一钱　小茴香炒，一钱　槟榔　乌药各一钱半　细榧肉三钱，敲碎　吴茱萸一钱　乌梅二个　甘草八分　朱砂　雄黄各五分，俱为极细末　上将前八味用水一钟半，煎八分去渣，随入后二味，再煎三四沸搅匀，徐徐服之。

陈修园曰：轻证可偶用，若重证必须乌梅丸。

十香丸

治气滞、寒滞诸痛。

木香　沉香　泽泻　乌药　陈皮　丁香　小茴香　香附酒炒　荔核煨焦，等分　皂角微火烧烟尽　上为末，酒糊丸弹子大者，

---

① 暂：原作"渐"，据光霁堂本改。
② 腹：原作"胀"，据上海图书集成本改。

磨化服丸桐子大，汤下亦可。

陈修园曰：此丸颇纯。

芍药枳术丸

治食积痞满及小儿腹大胀满、时常疼痛、脾胃不和等证。

白术二两，面炒　赤芍药二两，酒炒　枳实一两，面炒　陈皮一两
用荷叶汤煮黄，老米①粥为丸桐子大，米饮或滚白汤送下百
余丸。

陈修园曰：《金匮》枳术汤，洁古变汤为丸，已非古法；
景岳加陈皮则行气之药太过，又加芍药之苦泄，大为离经叛
道也。

苍术丸

治寒湿在脾，泄泻久不能愈者。

云茯苓四两　白芍药炒黄，四两　甘草一两　川椒去闭口者，炒出
汗　小茴香炒，各一两　厚朴三两，姜汁炒　真茅山苍术八两，米泔浸一
宿，切，炒。如无，即以好白术代之　破故纸酒浸二日，晒干炒香，四两　上
为末，糯米糊为丸，桐子大，每食远清汤送下八十丸。

陈修园曰：下利者减芍药、大黄，仲景圣法也。兹方芍药
用四两之多，可知景岳之不学古也。宜姜枣汤泛丸，若糯米则
太坚不化。

贝母丸

消痰热，润肺止咳，或肺痈、肺痿，乃治标之妙剂。

贝母一两为末，用砂糖或蜜丸龙眼大，或噙化，或嚼
服之。

---

① 老米：陈仓米。

陈修园曰：《神农本草经》云：贝母气味辛平无毒，主伤寒烦热、淋沥、邪气、疝瘕、喉痹、乳痈、金疮、风痉。原文只此二十七字，此方有一证合经旨否？然倡斯法者，由来有渐，不自景岳始也。

括痰丸

治一切停痰积饮，吞酸呕酸、胸胀闷、疼痛等证。

半夏制，二两　白芥子二两　干姜炒黄，一两　猪苓一两　甘草五钱　陈皮四两，切碎　用盐二钱入水中，拌浸一宿，晒干　上为末，汤浸蒸饼为丸，绿豆大，每服一钱许，滚白汤送下。

陈修园曰：方中白芥子用之失法，余亦平平。

神香散

治胸胁胃脘逆气难解，疼痛、呕哕、胀满、痰饮膈噎，诸药不效者，用此最妙。

丁香　白豆蔻或砂仁亦可　上二味，等分为末，清汤调下五七分，甚者一钱，日数服不拘。

陈修园曰：此方可以暂服，若服至数日外，必增燥渴之证。

攻　阵

吐　法

此方可代瓜蒂、三圣散之属。凡邪实上焦，或痰或食、气逆不通等证，皆可以此吐之。用莱菔子捣碎，以温汤和搅，取淡汤徐徐饮之，少顷即当吐出，即有吐不尽亦必从下行矣。

陈修园曰：吐法必遵仲景瓜蒂、栀豉诸方。此法为小家伎俩，不能治大病也。

赤金豆 亦名八仙丹

治诸积不行。凡血凝、气滞、疼痛、肿胀、虫积、结聚、癥坚，宜此主之。此丸去病捷速，较之硝、黄、棱、莪之类，过伤脏气者，大为胜之。

巴霜 去皮膜，略去油，一钱半　生附子 切，略炒燥，二钱　皂角 炒微黑，二钱　轻粉 一钱　丁香　木香　天竺黄 各三钱　朱砂 二钱为衣　上为末，醋浸蒸饼为丸莱菔子大，朱砂为衣。欲渐去者，每服五七丸；欲骤行者，每服一二十丸，用滚汤下。或煎药，或姜、醋、茶、蜜；茴香、使君子煎汤为引送下。若利多不止，可饮冷水一二口即止，盖此药得热则行，得冷则止也。

陈修园曰：仲景承气法、抵当法、大小陷胸法、十枣法、葶苈法、白散方及《金匮》三物、五物、七物法，攻邪之中，大寓养正之道。若赤金豆、太平丸、敦阜丸、猎虫丸、百顺丸，并吐法，只知攻邪，不顾元气。下咽之后，恐邪气与元气俱尽而死。慎之！慎之！

太平丸

治胸腹疼痛胀满及食积、血积、气疝、血疝、邪实秘滞、痛剧等证。

陈皮　厚朴　木香　乌药　白芥子　草豆蔻　三棱　蓬术煨　干姜　牙皂 炒断烟　泽泻　以上十一味，俱为细末。巴豆用滚汤泡，去心、皮膜，称足一钱，用水一碗，微火①煮至半碗，将巴豆捞起，用乳钵研极细，仍将前汤搀入研匀，然后量药多寡，入蒸饼浸烂，捣丸。前药如绿豆大，每用三分或五

---

① 火：原作"水"，据光霁堂本改。

分，甚者一钱。

敦阜丸

治坚顽食积停滞肠胃，痛剧不行等证。

木香　山楂　麦芽　皂角　丁香　乌药　青皮　陈皮　泽泻各五钱　巴霜一钱　上为末，用生蒜头一两研烂，加热水取汁浸，蒸饼捣丸绿豆大。每服二三十丸，随便用汤引送下。如未愈，徐徐渐加用之。

猎虫丸

治诸虫积胀痛、黄瘦等证。

芜荑　雷丸　桃仁　干漆炒烟尽　雄黄　锡灰　皂角烧灰尽　槟榔　使君子各等分　轻粉减半　细榧肉加倍　汤浸，蒸饼为丸绿豆大。每服五七分，滚白汤下，陆续服。

百顺丸

治一切阳邪积滞。凡气积、血积、虫积、食积、伤寒实热秘结等证，但各为汤引，随宜送下，无往不利。

川大黄锦纹者一斤　牙皂角炒微黄，一两六钱　上为末，用汤浸，蒸饼捣丸绿豆大。每用五分或一钱，或二三钱，酌宜用引送下。或蜜为丸亦可。

散　　阵

一柴胡饮

一为水数，从寒散也。

柴胡二三钱　黄芩一钱半　芍药二钱　生地一钱半　陈皮一钱半

甘草八分　水一钟半，煎七八分，温服。

二柴胡饮

二为火数，从温散也。

柴胡二三钱①　陈皮一钱半　半夏二钱　细辛一二钱　厚朴一钱半
水一钟半，煎七分，温服。

三柴胡饮

三为木数，从肝经血分也。

柴胡二三钱　芍药一钱半　甘草一钱　陈皮一钱　生姜三五片　当
归一钱，溏泄者易以熟地　水一钟半，煎七分，温服。

四柴胡饮

四为金数，从气分也。

柴胡二三钱　甘草一钱　生姜三五七片　当归二三钱，泻者少用　人
参二三钱，或五七钱酌而用之　水二钟，煎七八分，温服。

五柴胡饮

五为土数，从脾胃也。

柴胡一二三钱　当归二三钱　熟地三五七钱　白术二三钱　芍药一
钱半，炒用　甘草一钱　陈皮酌用或不必用　水一钟半，煎七八分，
食远热服。

正柴胡饮

凡外感风寒，发热恶寒、头疼身痛、疟疾初起等证。凡气
血和平，宜从平散者此主之。

---

① 原脱"柴胡二三钱"，据上海商务印书馆本补。

柴胡二三钱　防风一钱　陈皮一钱　芍药一钱　甘草一钱　生姜三五片　水一钟，煎七八分，热服。

陈修园曰：《神农本草经》云：柴胡气味苦平，无毒，主心腹肠胃中结气，饮食积聚，寒热邪气，推陈致新，久服轻身明目，益精。原文共三十六字，无一字言及发汗。故少阳证有汗、吐、下禁，首禁发汗。仲景小柴胡汤用八两之多，其不发汗可知，并可以悟其性之益人，多服无伤，功效颇缓，重用始效也。景岳未读《本草经》，误认柴胡为散药，故以柴胡为主，合生地、黄芩、白芍等名一柴胡饮，为寒散；合细辛、生姜、厚朴等名二柴胡饮，为温散；合芍药、当归、陈皮、生姜等名三柴胡饮，从血分而散；合人参、生姜、当归等名四柴胡饮，从肺经气分而散；合熟地、白术、归、芍名五柴胡饮，从脾胃而散；合防风、陈皮、甘草、生姜等名正柴胡饮，从平散。无知妄作，莫此为甚！今之医辈喜其简便易从，邪说横行，反令仲景发汗诸神法无一人谈及。凡伤寒病，一年中因此方枉死几千万人，诚可痛恨！

麻桂饮

治伤寒瘟疫，阴暑疟疾。凡阴寒气胜，而邪有不能散者，非此不可。无论诸经、四季，凡有是证即宜是药，勿谓夏月不可用也。不必厚盖，但取津津微汗，透彻为度。此实麻黄、桂枝二汤之变方，而其神效则大有超出二方者，不可不为细察。致疑，大言欺人也。

官桂一二钱　当归三四钱　甘草一钱　陈皮随宜用，或不用亦可　麻黄二三钱　水一钟半，加生姜五七片或十片，煎八分，去浮沫，不拘时服。

陈修园曰：仲景桂枝汤是补正之剂，啜粥取微似汗，兼能散邪；麻黄汤是散邪之剂，方中不杂姜、枣，不啜粥，令麻黄直达于表，不逗留于中，亦隐寓补正之法，二方之神妙，不可方物。景岳掠是方，而妄用当归之动营，陈皮之耗气，服之害人匪浅。且云：阴气不足者加熟地，三阳并病者加柴胡，任意乱道，以人命为戏，景岳诚仲景之罪人也。

大温中饮

凡患阳虚伤寒，及一切四时劳倦，寒疫阴暑之气，身虽炽热，时犹畏寒，即在夏月亦欲衣被覆盖，或喜热汤，或兼呕恶泄泻，但六脉无力，肩背怯寒，邪气不能外达等证。此元阳大虚，正不胜邪之候；若非峻补托散，则寒邪日深，必致不起。温中自可散寒，即此方也。服后畏寒悉除，觉有燥热，乃回阳作汗佳兆，不可疑之畏之。

熟地三五七钱　冬白术三五钱　当归三五钱，如泄泻者不宜用，或以山药代之　人参二三钱，甚者一二两，或不用亦可　甘草一钱　柴胡二三四钱　麻黄一二三钱　肉桂一二钱　干姜炒熟，一二三钱，或用煨生姜三五七片亦可　水二钟，煎七分，去浮沫，温服或略盖取微汗。

陈修园曰：仲景一百一十三方，只炙甘草汤用地黄，以心下悸、脉结代，为病后津液不足用之，若初病邪盛则不用也。用人参有数方，皆汗、吐、下后取其救液，或温药中加此甘寒之品，以剂和平，若初病邪盛亦不用也。即太阳篇中新加汤有用人参法，特补脉"沉迟"二字，以辨身痛不是余邪，乃营血凝滞作痛，故以人参借姜、桂之力，增芍药领入营分以通之，所谓通则不痛是也。且又别其名曰"新加"，言前此邪盛不可用，今因邪退而新加之也。病不由于水湿及太阴者，不用白术；病不关太阴吐利、少阴厥者，不用干姜；病不关于厥阴者，不用当归；病不涉于阳明中风及太阳转属少阳者，不用柴胡；病非太阳实邪无汗者，不用麻黄。圣法严密，逾之多坏。景岳未读仲景书，混以归、地补血，参、术补气，甘草和中为内托法；混以麻黄大发汗，柴胡轻发汗，姜、桂温经发汗为外攻法，竟以想当然之说，饰出"阳根于阴，汗化于液，云腾致雨"等语，大言欺人，以乱圣法。景岳真医中之利口也。

柴陈煎

治伤风兼寒，咳嗽发热、痞满多痰等证。

柴胡二三钱　陈皮一钱半　半夏二钱　茯苓二钱　甘草一钱　生姜三五七片　水一钟半，煎七分，食远温服。

陈修园曰：二陈汤加柴胡，时疟初起者可用，不可轻试。

柴芩煎

治伤寒表邪未解，外内俱热、泻痢烦渴，喜冷气壮、脉滑数者，宜此主之；及疟痢并行、内热失血，兼表邪发黄等证。

柴胡二三钱　黄芩　栀子　泽泻　木通　枳壳各一钱五分　水二钟，煎八分，温服。

陈修园曰：仲景云：凡用栀子汤，病人旧微溏者，不可与服之。此圣法也。景岳未读仲景书，故制此方以治疟痢并行，吾知受其害者多矣。

柴苓饮

治风湿发黄，发热身痛、脉紧；表里俱病，小水不利、中寒泄泻等证。

柴胡　猪苓　茯苓　泽泻各一钱　白术二三钱　肉桂一二三钱　水一钟半，煎服。

陈修园曰：仲景五苓散为内烦外热病，行水中寓小汗之法。方中桂之色赤入丙，四苓色白归辛，丙辛合为水运[①]，用

----

① 丙辛合为水运：天干统运，丙和辛均统水运。

之为散，服后多服暖水，使水精四布，上滋心肺，外达皮毛，溱溱汗出，表里之烦热两除矣。景岳变散为饮已失方义，又君以柴胡，俾诸药互相窒碍，误人滋甚。余二十岁时，诊新美境郑孝锦证，用五苓散二钱，饮热水出汗，即烦退呕止。下午孝节郑某至，谓单行水道不可，遂用此方。余年轻不敢与争，心甚疑之，遂辞去。后一日，寒热①如疟，改用玉女煎一服而亡。附此以为用此方之戒。现今郑某次子仍守家传而不知反②，惜余未能一遇而正告之。

柴胡白虎煎

治阳明温热，表邪不解等证。

柴胡二钱　石膏三钱　黄芩二钱　麦冬二钱　细甘草七分　水一钟半，加竹叶二十片，煎服。

陈修园曰：仲景白虎汤、竹叶石膏汤俱加粳米，以逗留石药于胃中，神妙极矣。景岳竟去粳米，反加黄芩之苦，大失方义，更加柴胡谬甚！

归葛饮

治阳明温暑时证，大渴；津液枯涸，阴虚不能作汗等证。

当归三五钱　葛根二三钱　水二钟，煎一钟，以冷水浸凉，徐徐服之，得汗即解。

柴葛煎

方在因阵十八。治瘟毒表里俱热。

陈修园曰：景岳归葛饮、柴葛煎之误，皆缘未读《本草

---

① 热：原作"邪"，据上海图书集成本改。
② 反：通"返"。

经》，为李东垣、李时珍诸说所惑故也。

秘传走马通圣散

治伤寒阴邪初感等证。

麻黄 甘草各一两 雄黄二钱 上为细末，每服一钱，热酒下，即汗。

秘传白犀丹

发散外感、瘟疫、痈毒等证。

白犀 麻黄去节 山慈菇 玄明粉 真血竭 甘草各一钱雄黄八分 上为末，用老姜汁拌，丸如枣核大；外以大枣去核，将药填入枣内，用薄纸裹十五层，入砂锅内炒，令烟尽为度，取出去枣肉。每药一钱，入冰片一分，麝香半分，研极细末，磁罐收贮。用时以角簪蘸麻油粘药点眼大角。轻者只点眼角，重者仍用些须吹鼻，男先左，女先右，吹、点皆同。如病甚者先吹鼻后点眼，点后蹐脚坐起，用被齐项暖盖，半炷香时自当汗出邪解。如汗不得出，或汗不下达至腰者，不治。又一制法，将前药用姜汁拌作二丸，以乌金纸①两层包定；外捣红枣肉如泥包药外，约半指厚，晒干。入砂锅内，再覆以砂盆，用盐泥固缝，但留一小孔以候烟色。乃上下加炭，先文后武，待五色烟尽，取出去枣肉。每煅过药一钱，只加冰片二分，不用麝香。

陈修园曰：景岳秘传走马通圣散、白犀丹，用药颇奇，恐过峻而不轻试。

归柴饮

治营虚不能作汗，及真阴不足，外感寒邪难解者，此神

---

① 乌金纸：以铜为主，与金熔成的合金涂于纸上制成。用于包装药品。

方也。

当归一两　柴胡五钱　甘草八分　水一钟半，煎七分，温服。

陈修园曰：景岳"治真阴不足，外感寒邪难解"等语，惑人滋甚。惟温疟寒邪淅淅[1]在皮肤中者，其效甚神。又云"大便溏者以白术代当归"，妄甚！读《神农本草经》者，自知予言不谬。

寒　　阵

保阴煎

治男妇带浊、遗淋色赤带血、脉滑多热、便血不止，及血崩、血淋，或经期太早；凡一切阴虚内热动血等证。

生地　熟地　芍药各二钱　山药　川续断　黄芩　黄柏各一钱半　生甘草一钱　水二钟，煎七分，食远温服。

陈修园曰：阴者，中之守也。圣经[2]中言"阴虚"，多指太阴而言。景岳不知此旨，以熟地、山药、当归等为益阴、理阴、固阴，生地、芍药、麦冬等为保阴、化阴、滋阴、约阴，授庸医以杀人之刀而不见血，诚可痛恨！试以此方之药品与所列之治法，证之经旨，字字支离，不独虚寒人服之立毙，即阳脏多火之人，亦非此方可以幸效，盖以配合之失法也。

加减一阴煎

方见补阵九，治水亏火胜之甚者。

---

① 淅淅：寒冷貌。
② 圣经：古代经典医书。

抽薪饮

治诸火炽盛而不宜补者。

黄芩　石斛　木通　栀子_炒　黄柏_{各二钱}　枳壳_{一钱半}　泽泻_{一钱半}　甘草_{三分}　水一钟半，煎七分，食远温服，内热甚，冷服更佳。

陈修园曰：抽薪者，取釜下抽薪，从下泄之也。承气汤泄之于后，猪苓汤、茵陈蒿汤泄之于前，何其神妙！此方汇集微苦微利之药，绝无把握，胆不足，由于识不到也。诸火炽盛，此方全不足恃。

徙薪饮

治三焦凡火，一切内热，渐觉而未甚者，先宜清以此剂；其甚者，宜抽薪饮。

陈皮_{八分}　黄芩_{二钱}　麦冬　芍药　黄柏　茯苓　牡丹皮_{各一钱半}　水一钟半，煎七分，食远温服。

陈修园曰：徙者，取转移之义也。仲景云：服小柴已渴者，属阳明也，以法治之。盖以相火寄甲乙①之间，肝胆为发温之原；肠胃为市②，阳明为成温之薮。小柴胡汤、白虎加人参汤，何其神妙！此用陈皮、牡丹之香以动气，又用芩、柏、芍药之苦以守之，与方名"徙薪"之字义不合，且药品亦杂，杂则不效。

大分清饮

治积热闭结，小水不利，或腰腹下部极痛，或湿热下利、

---

① 甲乙：天干属五行，甲乙皆为木，甲为阳木应胆，乙为阴木应肝。
② 原作"甫"，据上海图书集成本改。

黄疸溺血、邪热蓄血、腹痛淋闭等证。

茯苓　泽泻　木通各三钱　猪苓　栀子或倍　枳壳　车前子各一钱　水一钟半，煎八分，食远温服。

陈修园曰：清浊之所以分者，藉三焦之气化也。此方不知于三焦中，责其决渎之失职，徒汇利水之品成何方义？安能取效！

清流饮

治阴虚挟热泻痢，或发热喜冷，或下纯红鲜血，或小水痛赤等证。

生地　赤芍　茯苓　泽泻各二钱　当归一二钱　甘草一钱　黄芩　黄连各一钱半　枳壳一钱　水一钟半，煎服。

陈修园曰：治热痢、血痢及小水痛赤，制方平庸，病浅者亦可取效。其自注治法以"阴虚"二字冠首，则不通之至。试问"阴虚"二字指脾虚而言乎？指血虚而言乎？岂方中生地、白芍为阴虚通共之妙药乎？景岳之模糊在此，学景岳者之误人亦在此。

化阴煎

治水亏阴涸，阳火有余，小便癃闭、淋浊等证。

生地　熟地　牛膝　猪苓　泽泻　生黄柏　生知母各二钱绿豆二钱　龙胆草一钱半　车前子一钱　水二钟，加食盐少许，用文、武火煎八分，食前温服。

陈修园曰：此方之庞杂乱道，读《内经》及《本草经》者自知，置之勿论。

茵陈饮

治挟热泄泻、热痢、口渴喜冷、小水不利，黄疸、湿热闭涩等证。

茵陈　焦栀子　泽泻　青皮各三钱　甘草一钱　甘菊花二钱
用水三四钟，煎二钟，不时陆续饮之。治热泻一服可愈。

陈修园曰：此方颇见平顺，但栀子炒焦失法。下利者宜易黄连；黄芩亦可。

清膈饮

治痰因火动，气壅喘满、内热烦渴等证。

陈皮一钱半　贝母二三钱，微敲破　胆星一二钱　海石二钱　白芥子五七分　木通二钱　水一钟半，煎七分，温服。

陈修园曰：方中白芥子不合法，宜入鲜竹叶二三十片。

化肝煎

38

治怒气伤肝，因而气逆动火，致为烦热、胁痛胀满、动血等证。

青皮　陈皮各二钱　芍药二钱　丹皮　栀子炒　泽泻各钱半。如血见下部者，以甘草代之　土贝母二三钱　水一钟半，煎七八分，食远温服。

陈修园曰：庸。

安胃饮

治胃火上冲，呃逆不止。

陈皮　山楂　麦芽　木通　泽泻　黄芩　石斛等分　水一钟半　煎七分，食远服。

陈修园曰：方中去黄芩，加鲜竹茹二三钱，生姜为佐，便是良方。

玉女煎

治水亏火盛，六脉浮洪滑大，少阴不足，阳明有余，烦热干渴、头痛牙疼、失血等证如神；若大便溏泄者，乃非所宜。

生石膏三五钱　熟地三五钱或一两　麦冬二钱　知母　牛膝各一钱半　水一钟半，煎七分，温服或冷服。

陈修园曰：仲景用石膏清中，有白虎、竹叶二汤；用石膏祛邪，有大青龙、越婢二汤；用石膏出入加减有小青龙、木防己二汤，俱极神妙。景岳竟与熟地、牛膝同用，圣法荡然。吾闽南风俗：人死，戚友具奠烛者，俱书于烛上曰"金童去引，玉女来迎"。余目击服此煎者，无一不应此兆也。戒之戒之！

大清饮

治胃火烦热、发斑、呕吐等证。可与白虎汤出入酌用。

知母　石斛　木通各一钱半　石膏生用五六钱　水一钟半，煎七分，温服或冷服。

陈修园曰：白虎汤用粳米、甘草欲缓石膏、知母沉降之性，留连于中而不遽下，则入胃之后缓缓令其输脾归肺，水精四布而大烦大渴除矣。景岳去粳米、甘草，加石斛之淡，木通之渗，反以速石膏、知母之下行，正与仲景法相反。故曰：不读仲景书，开口便错。

绿豆饮

凡热毒、劳热诸火，热极不能退者，用此最妙。用绿豆不拘多寡，宽汤煮糜烂，入盐少许，或蜜亦可。待冰冷，或厚或稀或汤，任意饮食之，日或三四次不拘。此物性非苦寒，不伤脾气，且善于解毒除烦，退热止渴，大利小水，乃浅易中之最佳捷者也。若火盛口干，不宜厚味，但略煮半熟清汤冷饮之，尤善除烦清火。

陈修园曰：此退热之笼统剂，惟热疟大忌之。

玉泉散

亦名六一甘露散。治阳明内热烦渴、头痛、二便闭结、温疫斑黄及热痰喘嗽等证。

石膏六两，生用　粉甘草二两　上为末，每服一二三钱，新汲水①或热汤，或人参汤调下。

陈修园曰：此方从《赤水玄珠》套出。

雪梨浆

解烦热，退阴火，此生津止渴之妙剂也。用清香甘美大梨削去皮，别用大碗盛清冷甘泉，将梨薄切浸于水中少顷，水必甘美。但频饮其水，勿食渣，退阴火极速也。

陈修园曰：大便溏者禁用。

滋阴八味丸

滋阴虚火盛，下焦湿热等证。

山药四两　丹皮三两　白茯苓三两　山茱萸肉四两　泽泻三两黄柏盐水炒，三两　熟地八两，蒸捣　知母盐水炒，三两　上加炼蜜丸桐子大，或空心或午前用滚汤或盐淡汤送下百丸。

陈修园曰：方佳，而以"滋阴"二字命名不切。

约阴丸

治妇人血海有热，经脉先期或过多者，或兼肾火而带浊不止，及男妇大肠血热便红等证。

当归　白术炒　芍药酒炒　生地　茯苓　地榆　黄芩　白石脂醋煅，淬　北五味　丹参　川续断各等分　上为末，炼蜜丸服。

陈修园曰：方板实，不能以治大病。"约阴"二字不妥。

服蛮煎

此方性味极轻极清，善入心、肝二脏，行滞气，开郁结，

————————

① 新汲水：新汲取的井水。

通神明，养正除邪，大有奇妙。

生地　麦门冬　芍药　石菖蒲　石斛　川丹皮_{极香者}　茯神
各二钱　陈皮_{一钱}　木通　知母_{各一钱半}　水一钟半，煎七分，食
远服。

陈修园曰：杂乱无章，恐反激病气，扰动心主。经云：主
不明则十二官危。余目击服此方后，神昏不语者甚多。戒之
戒之！

约营煎

治血热便血，无论脾胃、小肠、大肠、膀胱等证，皆宜
用此。

生地　芍药　甘草　续断　地榆　黄芩　槐花　荆芥穗_炒
_黑　乌梅_{二个}　水一钟半，煎七分，食前服。

陈修园曰：此市上摇铃之伎俩，景岳集之以名方，何大言
不惭乃尔！

41

卷　三

闽吴航陈念祖修园甫著

男元豹道彪古愚
元犀道照灵石　同校字

热　阵

四味回阳饮

治元阳虚脱，危在顷刻者。

人参一二两　制川附子一二钱　甘草一二钱　干姜二三钱，炮　水二钟半，武火煎七分。温服，徐徐饮之。

陈修园曰：仲景一百一十三方，用人参只有一十八方，皆因汗、吐、下之后亡其津液，取其甘寒以救阴；惟吴茱萸汤、理中汤、附子汤，三方刚燥之中，借其养阴以配阳。盖人参非补阳药也。读《神农本草经》者，自知景岳学浅心粗，惑于李时珍"能回阳气于无何有之乡"之说，遂视为神丹，每于救危之一法必用之，以致新定回阳二饮，用至一二两之多，误人无算。昔人云：不读人间非圣书。余自三十岁后，所藏杂书俱付之一火，今方自信其颇纯也。景岳四味回阳饮即仲景四逆加人参汤，特别附子只用二三钱，干姜泡透，人参用一二两，则荒唐甚矣。且四逆汤以生附配干姜，取其开辟群阴，迎阳归舍，交接十二经，为斩旗夺关之良将；而以甘草为主者，从容筹画所以尽其将将之能，此峻剂中之缓剂也。若倍加干姜则为通脉四逆汤，以此时生气已离，亡在顷刻，若以柔缓之甘草为君，岂能疾呼散阳而使返耶？故倍用干姜而仍不减甘草者，恐散涣之余，不能当干姜之猛，还藉甘草以收全功也。二方俱不加人参者，虑阴柔之品反减姜、附之力；而论中有四逆加人参汤者，以其利止亡血而加之也。茯苓四逆汤亦少佐以人参者，以其烦躁在汗下之后也。景岳不明此理，妄立四味回阳饮以误人。余姑置弗辩，只明四逆汤为回阳正法，弗辩深于辩也。

六味回阳饮

治阴阳将脱等证。

人参一二两或数钱　制附子一二钱　炮干姜二三钱　甘草一钱，炙　熟地五钱或一两　当归身三钱。如泄泻者或血动者，以冬白术易之，多多益善　水一钟，武火煎七分，温服。

陈修园曰：凡人将死之顷，阳气脱而阴气必盛。其时大汗不止，为水泄于外；痰涎如涌，为水泛于上。水，阴气也。阳主生而阴主死，人将死全是阴气用事，或见冷痰，或见冷汗。故仲景于汗不止证必用茯苓以泄水，泄水即所以抑阴也。真武汤、茯苓桂枝白术甘草汤、茯苓甘草汤，皆因汗出而同用茯苓，当悟其不言之妙。而痰多加茯苓，师有明训，无庸余之再论也。景岳不知回阳之义法在抑阴，反用胶粘之熟地，甘寒之人参，大助阴气，令一线残阳顷刻为群阴剥灭而死。人与尔何仇？必欲置之死地乎！即云方中亦有姜、附，其实数钱之姜、附，安能敌数两之地黄哉？仲景四逆汤，姜附汤、白通汤等，皆回阳法，人参且不轻加，况地黄乎？

理阴煎

此理中汤之变方也。

　　熟地三五七钱或一二两　当归二三钱或六七钱　甘草一二钱① 干姜炒黄，一二钱，或肉桂一二钱　水二钟，煎七八分，热服。

　　陈修园曰：景岳自注治法云：通治真阴虚弱。此方颇有一二味合处。又云"胀满、呕哕、痰饮恶心、吐泻腹痛"等句，与"真阴虚弱"句不相连贯，总是要用熟地、当归，不得不瞑目混说也。且云"为理中汤之变方，宜刚燥者当用理中，宜湿润者当用此方"更谬。夫上焦属阳，下焦属阴，而中焦则为阴阳相偶之处。参、草甘以和阴，姜、术辛以和阳，辛、甘相辅以处中，则阳阳自然和顺。不曰"温中"而曰"理中"，明非刚燥之剂也。景岳以庸耳俗目论药，不识刚柔燥湿之本。素喜柔润，故以归、地易人参、白术而改其名曰理阴煎。服之数剂则阴气内壅而为胀满，阴气上逆而为呕哕，阴水泛溢而为痰饮恶心，阴盛于中则上、下不交而吐泻，阴凝于内则阳不通而腹痛，阴盛于下则关元不暖而血滞经迟。不但不能治病，且以增病。又云"真阴不足，或素多劳倦之辈，因而忽感寒邪不能解散者，用此温补阴分，使阴气渐充则汗从阴达，而寒邪不攻自散"等语，更属无知妄作。夫太阳主表，为心君之藩篱，犹京都之有边关也。寒邪初感先入太阳之界，仲景麻、桂诸方汲汲以扶阳抑阴为事，法在发汗。汗为心液，发之所以行君主之令也，以君主之阳内发则寒水之邪外散矣。若从景岳之说，以阴药助阴邪，不犹入井而下之石耶？吾不解庸医惯用此方，日误数人而仍不改辙者，岂尽天良之斫丧？抑亦惑于景岳夸大之言、归咎于病之深而莫救？不自知其术之谬而杀人也。

养中煎

　　治中气虚寒，为呕为泄者。

---

① 　钱字下原脱"干姜炒黄，一二钱，或肉桂一二钱"，据上海图书集成印书局本补。

人参—二三钱　山药炒，二钱　白扁豆炒，二三钱　甘草—钱　茯苓—钱　干姜炒黄，二钱　水二钟，煎七分，食远温服。

陈修园曰：方亦平妥，但云"空虚觉馁者加熟地"，不无可议耳。

温胃饮

治中寒呕吐吞酸、泄泻、不思饮食，及妇人脏寒呕恶、胎气不安等证。

人参二三钱或一两　白术炒，一二钱或二两　当归一二钱，泄泻者不用　扁豆—钱　陈皮—钱半或不用　干姜炒焦，一二三钱　甘草—钱　水二钟，煎七八分，食远温服。

陈修园曰：方佳而加减陋。

五君子煎

治脾胃虚寒，呕吐泄泻而兼湿者。

人参二三钱　白术　茯苓各二钱　炙甘草—钱　干姜炒，一钱　水一钟半，煎服。

陈修园曰：纯粹，亦可作丸。

六味异功煎

治证同前而兼微滞者，即前方加陈皮。

陈修园曰：方亦纯。

参姜饮

治脾、肺、胃气虚寒，呕吐、咳嗽气短；小儿吐乳等证。

人参三五钱或倍之　甘草三五分　干姜炮，五分或二三钱，或用煨姜二三片　水一钟半，煎七分。徐徐服之。

陈修园曰：分两不得法。咳嗽者不可用。

胃关煎

治脾肾虚寒作泻，或甚至久泻、腹痛不止、冷痢等证。

熟地三五钱或一两　山药炒，二钱　白扁豆二钱，炒　甘草一二钱　焦干姜一二钱　吴茱萸制，五七分　白术炒，一二三钱　水二钟，煎七分，食远温服。

陈修园曰：古人制方最难，景岳制方最易，不论何方，加入熟地，即云补肾，治真阴不足；加入人参，即云补气，治元阳衰乏。流俗喜其捷便，其邪说至今不息也。此方于苦燥辛温剂中君以熟地，不顾冰炭之反也，便注云"治脾肾虚寒作泻"，陋甚！

佐关煎

治生冷伤脾，泻痢未久，肾气未损者，宜此汤，以去寒湿安脾胃。此胃关煎之佐者也。

厚朴炒，一钱　陈皮炒，二钱　山药炒，二钱　甘草七分　猪苓二钱　泽泻二钱　干姜炒，一二钱　肉桂一二钱　水一钟半，煎服。

抑扶煎

治气冷阴寒，或暴伤生冷致成泻痢。凡初起血气未衰，脾肾未败，或胀痛，或呕恶者，皆先用此汤。此胃关煎表里药也，宜察虚实用之，其有寒湿伤脏，霍乱邪实者，最宜用此。

厚朴　陈皮　乌药各一钱五分　猪苓二钱　泽泻二钱　甘草一钱　干姜炮，一二钱　吴茱萸一二钱，制　水一钟半，煎七分，食远服。

陈修园曰：佐关煎、抑扶煎二方，虽不甚庞杂，但粗浅甚，不可为法。

四维散

治脾肾虚寒滑脱之甚，或泄痢不能止，或气虚下陷二阴，血脱不能禁者，无出此方之右。

人参二两　制附子二钱　干姜炒黄，二钱　甘草一二钱　乌梅肉五分或一钱。酌其味之微甚，随病人之意而用之，或不用　此即四味回阳饮也。上为末，和匀，用水拌湿，蒸一饭顷，取烘干再为末。每服一二钱，温汤调下。

陈修园曰：四维散即四味回阳饮加乌梅是也。但彼用之以回阳则误，此用之以救阴则得。盖久痢与二便血脱，人参是其要药是也，乌梅亦用得确当。

镇阴煎

治阴盛于下，格阳于上，则真阴失守，血随而溢，以致大吐大衄。六脉细脱，手足厥冷，危在顷刻，而血不能止者，速宜用此，使孤阳有归则血自安也。如治格阳喉痹上热者，当用此汤冷服。

熟地二三两　牛膝二钱　甘草一钱　泽泻一钱半　肉桂一二钱　制附子五七分或一二三钱　水二钟，速煎服。

陈修园曰：此方从八味地黄丸套来，方面却亦不杂。但初服效，二三服不甚效，四五服反剧，何则？景岳谓阴虚于下，格阳于上，亦古人之相沿之语。其实是阳虚于上，阴气乘之，邪火因而窃动，忽得桂、附扶胸中之阳，如太阳一出，爝火无光。故初服而效，再服不效者，习以为常也；四五服反剧者，桂、附阳药之少，不敌地黄阴药之多也。或问阴药数倍于阳药，阳药掣肘宜其不效，何以前效而后不效欤？曰：阴药性柔而行缓，缓则相续而不绝；阳药性刚而行急，急则迅发而无余。初服一剂，地黄让桂、附以先行，但见桂、附之扶阳，若忘地黄之滋阴，故骤投见效。至于再服，桂、附虽烈，无如前日之地黄缓行未了，又得新入地黄以助之，势可相敌，故再服不甚见效。服至四五剂反剧，奈何？盖以每日所服之桂、附如火一发而无余；而同剂中之地黄如水之渐注而不骤，日积日多，些少之桂、附安能与之为敌？宜其服之反剧也。冯氏全真一气汤①与此相仿，皆非善方。

归气饮

治气逆不顺，呃逆呕吐或寒中脾肾等证。

熟地三五钱　茯苓二钱　扁豆二钱　干姜炮　丁香　陈皮各一钱　藿香一钱五分　甘草八分　水一钟半，煎七分，食远温服。

陈修园曰：气逆不顺，用熟地之粘腻不更滞其气乎？且与诸药之气味不相投合，不能取效。

暖肝煎

治肝肾阴寒，小腹疼痛、疝气等证。

当归二三钱　枸杞三钱　茯苓二钱　小茴香二钱　肉桂二钱　台乌二钱　沉香一钱，或木香亦可　水一钟半，加生姜三五片，煎七分，食远温服。

陈修园曰：俗医以此方奉为枕中之秘，试问服此方而愈者有几人乎？仲景当归四逆汤、理中去术加附汤，圣法俱在，何因陋就简乃尔也？

寿脾煎

一名摄营煎，治脾虚不能摄血等证。凡忧思郁怒积劳及误用攻伐等药，犯损脾阴，以致中气亏陷，神魂不宁，大便脱血

---

① 冯氏全真一气汤：《冯氏锦囊秘录》方，由熟地、麦冬、白术、牛膝、制附子、五味子、人参组成。

不止，或妇人无火崩淋等证。凡兼呕吐尤为危候，速宜用此单救脾气，则统摄固而血自归源。此归脾汤之变方，其效如神。若患此证而再用寒凉，则胃气必脱，无不即毙者。

白术二三钱　当归二三钱　山药二钱　甘草一钱　枣仁一钱半　远志制，三五分　干姜炮，二三钱　莲肉去心炒，二十粒　人参随宜一二钱，急者用一两　水二钟，煎服。

陈修园曰：方虽庸浅，却亦不杂。

三气饮

治血气亏损，风、寒、湿三气乘虚内侵，筋骨历节痹痛之极，及痢后鹤膝风痛等证。

当归　枸杞　杜仲各二钱　熟地三钱或五钱　牛膝　茯苓　芍药酒炒　肉桂各一钱　细辛或代以独活　白芷　甘草各一钱　附子随宜二钱　水二钟，加生姜三片煎服。

陈修园曰：风、寒、湿三气杂至为痹，而湿为之主。痹者，脾病也。方中归、地、枸杞、牛膝，非脾病所宜。

五德丸

治脾肾虚寒，飧泄鹜溏等证；或暴伤生冷，或受时气寒湿，或酒湿腹痛作泄，或饮食失宜，呕恶痛泄无火等证。

补骨脂四两，酒炒　吴茱萸制，三两　木香二两　干姜四两，炒　北五味三两，或以肉豆蔻代之，面炒用，或用乌药亦可　汤浸蒸饼，丸桐子大。每服六七十丸，甚者百余丸，白滚汤，或人参汤或米汤俱可下。

陈修园曰：方从四神丸加减，亦简便可从。

七德丸

治生冷伤脾，初患泄泻、肚腹疼痛。凡年壮气血未衰，及寒湿食滞；凡宜和胃者，无不神效。

台乌药　吴茱萸制　干姜炒黄　苍术炒，各二两　木香　茯苓各一两　补骨脂炒，四两　神曲糊丸桐子大。每服七八十丸或百丸，滚汤送下。

陈修园曰：不如前方之纯。

复阳丹

治阴寒呕吐①、泄泻、腹痛、寒疝等证。

干姜炮　附子制　胡椒　五味炒　甘草各一两　白曲二两，炒熟

上为末和匀，入温汤捣丸桐子大。每服一钱，随证用药引送下。

陈修园曰：汇集热药而不得法。

黄芽②丸

治脾胃虚，或食不化，或时多胀满、泄泻、吞酸、呕吐等证。此随身常用妙药。

人参一两　焦干姜二钱　炼白蜜为丸芡实大，常嚼服之。

陈修园曰：此与一炁丹俱是温补时方，宜姜、附倍于人参则得法。干姜不宜炒焦。

一炁丹

治脾肾虚寒，不时易泻腹痛、阳痿怯寒等证。

人参　制附子各等分　炼白蜜丸如绿豆大，每用白滚汤送下五分或一钱。凡药饵不便之处，或在途次，随带此丹最妙。

九炁丹

治脾肾虚寒，如五德丸之甚者。

---

① 呕字下原脱"吐"，据上海章福记本补。
② 芽：原作"牙"，据光霁堂本改。

熟地八两　制附子四两　肉豆蔻面炒，三两　焦姜　吴茱萸　补骨脂酒炒　荜茇炒　五味炒，各二两　粉甘草炒，一两　炼白蜜为丸，或山药糊丸如桐子大。每服六七十丸或百丸，滚白汤送下。

陈修园曰：此即五德加熟地、肉豆蔻、荜茇、甘草等，方杂而效不著。

温脏丸

治诸虫积既逐而复生者，多由脏气寒，宜温健脾胃，以杜其源，此方主之。

人参随宜用，无亦可　白术米泔浸，炒　当归各四两　茯苓　川椒去合口者，炒出汗　细榧肉　使君子煨，取肉　槟榔各三两　干姜炒　吴茱萸汤泡一宿，各一两上为末，神曲糊为丸，桐子大，服五七十丸或百丸，饥时白滚汤送下。

陈修园曰：汇集杀虫之标剂，而加以参、归、姜、茱温补之药为主，是景岳之识见高处，但不如仲景乌梅丸之神也。

圣术煎

治饮食偶伤，或吐或泻、胸膈痞闷，或胁肋疼痛，或过用克伐等药，致以伤脏气，有同前证，而脉息无力，气怯神倦者速宜用此。不得因其虚痞虚胀而畏白术，此中虚实之机，贵乎神悟也。若痛胀觉甚者，即以此煎送神香散最妙。若用治寒湿泻痢、呕吐，尤为圣药。

白术用冬术味甘佳者五钱，炒，或一二两　干姜炒　肉桂各一二钱陈皮酌用或不用　水一钟半，煎七分，温服。

陈修园曰：此方可直追古方，新方而尽类此，吾何间焉！

固　　阵

秘元煎

治遗精、带浊等病。此方专主心脾。

远志八分，炒　山药二钱，炒　芡实二钱，炒　枣仁二钱，炒，捣碎　白术炒　茯苓各钱半　甘草一钱　人参二钱　五味十四粒，畏酸者去之　金樱子去核，二钱　水二钟半，煎七分，食远服。

陈修园曰：汇集补药及固涩之品，板实不灵。

固阴煎

治阴虚滑泄、带浊、淋遗及经水因虚不固等证。此方专主肝肾。

人参随宜用　熟地三五钱　山药炒，二钱　山茱萸二钱半　远志随宜用　甘草一二钱　五味十四粒　菟丝子炒香，二三钱　水二钟，煎七分，食远温服。

陈修园曰：阴虚，古多指太阴而言，亦有指少阴而言。黄连鸡子黄汤、猪苓汤、真武汤、四逆汤等法，皆言治少阴之为病，不专言治伤寒也。景岳方之易易，只一熟地尽之，吾闽相习成风。凡入门看病，病家必告之曰：向系阳虚，向系阴虚。医者体其所言，阳虚用人参、白术、黄芪等药；阴虚而用地黄、当归、山药等药，则以为良医。此医风之大坏也。患梦遗、带浊及经水不固者，照景岳固阴煎写来，人之称善，可以藏短，可以骗人，诚糊口之良法也。更有巧者，谓服熟地犹恐减食，而何首乌不寒不燥功居地黄之上；地黄炒松及炒黑用之，能补肾又不泥膈，或以砂仁、附子、沉香、木香、芥子拌捣，以此迎合富贵之家。名实两收①，巧则巧矣，而医道由若辈而废，实可痛恨！

菟丝煎

治心脾气弱。凡遇思虑劳即苦遗精者，宜此主之。

---

① 收：原作"救"，据上海图书集成本改。

人参二三钱　山药炒，二钱　当归一钱半　菟丝子制，炒，四五钱　枣仁炒　茯苓各一钱半　甘草一钱或五分　远志制，四钱　鹿角霜为末，每服加入四五匙　上用水一钟半，煎成，加鹿角霜末调服，食前服。

陈修园曰：方虽板实，却不支离。

惜红煎

治妇人经血不固、崩漏不止及肠风下血等证。

白术　山药　甘草　地榆　续断　芍药　五味十四粒　荆芥穗炒　乌梅一枚　水一钟半，煎七分，食远服。

陈修园曰：方皆渣滓无用之品，即有术、草同行，其如彼众我寡何哉？

苓术菟丝丸

治脾肾虚损不能收摄，以致梦遗、精滑、因倦等证。

白茯苓　白术米泔洗，炒　莲肉去心，各四两　五味二两，酒浸　山药炒，二两　杜仲酒炒，三两　甘草五钱　菟丝子用好水淘净，入陈酒浸一日，文火煮极烂，捣为饼，焙干为末，十两　上用山药末，以陈酒煮糊丸，桐子大，空心滚白汤或酒下百余丸。

固真丸

治梦遗精滑。

菟丝饼一斤，淘净，用好酒浸三日，煮极熟，捣膏晒干，或用净白布包蒸亦佳　牡蛎煅，四两　金樱子去核，蒸熟，四两　茯苓酒拌蒸，晒，四两　炼蜜丸，空心好酒送下三钱，或淡盐汤亦可。

陈修园曰：苓术菟丝丸、固真丸，景岳所得意者，以菟丝子之补而能固也。余考《神农本草经》，会其言外之旨，知其有润燥之功，无固涩之用。李士材谓"性温，阳事易①举者勿用"，又谓其"温涩，大便燥干者勿用"，皆臆说也。然余自临证以来，亦见市医用二丸治遗精，久服亦有效者，奈何？盖以菟丝子多脂之物，多脂则能补精。精与神犹鱼水之相得，但使精不枯竭，则神有所依而不妄动；神不妄动则精自安其室而不摇，非谓菟丝子能止涩之也。特其功甚缓，而不足赖耳。金樱子、牡蛎、莲肉、苓、术等药，医者共知，无庸再释。

粘米固肠糕

治脾胃虚寒，或因食滞、气滞、胀痛、泄泻久不止者，多服自安。

用白糯米滚汤淘洗，炒香熟为粉，每粉一两，加干姜末炒熟者二分半，白糖二钱，拌匀，于饥时用滚水调服一二两。如有微滞者，加陈皮炒末二分或砂仁末一分俱妙。

陈修园曰：山谷便方②，自不可废。

玉关丸

治肠风血脱、崩漏、带浊不固，诸药难效者，宜用此丸兼前药治之；及泻痢滑泄不能止者，亦宜用此。

白面炒熟，四两　枯矾二两文蛤醋炒黑，二两　五味子一两，炒诃子二两，半生半炒　上为末，用滚汤和丸桐子大。以温补脾肾等药随证加减，煎汤送下，或人参亦可。

陈修园曰：除白面外，皆极酸之品，恐过涩而增火。古人有大封大固之法，以苦药为主，不可不知。

---

① 易：原作"勿"，据上海图书集成本改。
② 山谷便方：指民间验方。

巩堤丸

治膀胱不藏，水泉不止①；命门火衰，小水不禁等证。

熟地二两　菟丝子酒煮，二两　炒白术二两　五味　益智仁酒炒　故纸酒炒　附子制　茯苓　家韭子炒，各一两　上为末，山药糊丸桐子大。每服百余丸，空心滚汤或温酒下。

陈修园曰：方颇佳，以人参易熟地更妙。

敦阜糕

治久泻久痢、肠滑不固妙方，及妇人带浊最佳。

白面炒黄，二两　冬白术炒黄，二两　破故纸炒，五钱　上共为末，临服时加白糖随宜，用清滚汤，食前调服如糕法。如胃寒者，每一两加干姜炒末五分或一钱；如气有不顺，或痛、或呕，每末一两加丁香一钱；如滑泄不禁者，每两加栗壳末炒黄一钱。若以作丸则宜三味等分，则即名敦阜丸。

陈修园曰：庸庸之见，绝无意义。

---

① 水泉不止：犹言小便失禁。

卷　四

闽吴航陈念祖修园甫著

男元豹道彪古愚
元犀道照灵石　同校字

因　阵

逍遥饮

治妇人思郁过度，致伤心脾冲任之源，血气日枯，渐至经脉不调者。

当归二三钱　芍药钱半　熟地六七钱　枣仁二钱，炒　茯神钱半远志制，三五分　陈皮八分　甘草一钱　水二钟，煎七分，食远温服。

陈修园曰：思则脾结，土郁夺之；郁则伤肝，木郁达之。若思郁过度，病久而虚，则宜调养土木之气，令土木无忤，以成复卦①为妙。兹方地黄之滞非所宜也。经脉不至，责在阳明，而冲任与脾皆于阳明中求其治法，非归、地、芍、草等可毕乃事也。然阳明所流行停聚之处，为坎流之所，而非蒙

---

① 复卦：六十四卦之一。象征阳气来复，又其组成外为坤卦，内为震卦，分别应土、木，象征肝脾和调。

泉①。惟心孔中有真血数滴，谷气经历其所，即蒸而为血，以灌注诸经，亦非茯神、远志、枣仁之套药可治也。大抵经滞而不行，取之阳明；血枯而经闭，先取少阴，后取阳明。《内经》乌鲗、鲍鱼、茜草，面面周到。丸以雀卵，以朱雀为南方之神，其卵浑然一太极，绝大意义，于数味中指示之。学者得其意则有其方，非以此四味为印板也。余自临证以来，每见服逍遥饮而致痨者，指不胜屈，宜迸②绝之。

决津煎

治妇人血虚，经滞不能流畅而痛极者，当以水济水；若江河一决，而积垢皆去，宜用此汤随证加减主之。

当归三五钱或一两　泽泻一钱半　牛膝二钱　肉桂一二三钱　熟地二三钱或五七钱，或不用亦可　乌药一钱，如气虚者不用亦可　水二钟，煎七八分，食前服。

陈修园曰：天下无两可之理。景岳此方予庸师藏拙之术，而不知实者得此为实实，虚者得此虚虚，误事在此。

五物煎

治妇人血虚凝滞，蓄积不行，小腹痛急、产难经滞及痘疮血虚寒滞等证神效。

当归三五七钱　熟地三四钱　芍药二钱，酒炒川芎一钱　肉桂一二钱　水一钟半，煎服。

陈修园曰：方纯可用，而分两多寡不得法。

---

① 为坎流之所，而非蒙泉：坎、蒙均为六十四卦之一。坎为水，应肾。蒙之外卦为艮，内卦为坎，象征泉水渐出山下，蒙稚渐启，以此喻心。全句言阳明谷气输肾，当取阳明，而非治心安神等法所能奏效。
② 迸：通"摒"，除也。

57

调经饮

治妇人经脉阻滞，气逆不调，多痛而实者。

当归三五钱　牛膝二钱　山楂一二钱　香附二钱　青皮一钱五分茯苓一钱五分　水二钟，煎七分，食远服。

通瘀煎

治妇人气滞血积，经水不利、痛极拒按，及产后瘀血实痛，并男、妇血逆血厥等证。

归尾五七钱　山楂　香附　红花新者炒黄，各二钱　乌药一二钱青皮钱半　木香七分　泽泻钱半

陈修园曰：经脉不行，虚则补而实则攻，热则寒而寒则热。调经、通瘀二煎，畏首畏尾，不足法也。

胎元饮

治妇人冲任失守，胎元不安不固者，随证加减用之，或间日，或二三日常服一二剂。

人参随宜　当归　杜仲　芍药各二钱　熟地二三钱　白术钱半甘草一钱　陈皮七分，无滞者不必用　水二钟，煎七分，食远服。

固胎煎

治肝脾多火多滞而屡堕胎者。

黄芩二钱　白术一二钱　当归　芍药　阿胶各钱半　陈皮一钱砂仁五分　水一钟半，煎七分，食远温服。

陈修园曰：胎受气于脾，仲景《金匮》以白术之燥为主，可知熟地之湿非脾所喜也。白术散养胎，佐蜀椒以治寒湿；当归散常服，佐黄芩以治湿热，皆圣法也。景岳胎元饮亦仿于白术散，但不用辛热之蜀椒，而加湿滞之熟地，则违圣法矣。固

胎煎、凉胎饮亦仿于当归散，但一用阿胶而杂以橘、砂；一用生地而杂以枳壳，则又违圣法矣。但《金匮》妊娠共十方，而丸散居七，汤居三，即此是法，景岳未之知也。

凉胎饮①

治胎气内热不安等证。

生地二钱　芍药二钱　黄芩一二钱　当归一二钱　生甘草七分　枳壳一钱　石斛一钱　茯苓一钱五分　水一钟半，煎七分，食远温服。如热甚者，加黄柏一二钱。

滑胎煎

治胎气临月，宜常服数剂以便易生。

当归三五钱　川芎七分　杜仲二钱　熟地三钱　枳壳七分　山药二钱　水二钟，煎八九钱，食前温服。

陈修园曰：此方逊保生无忧散多矣。未解景岳制此方何意！

殿胞煎

治产后儿枕疼痛等证如神。

当归五七钱或一两　川芎　甘草各一钱　茯苓一钱　肉桂一二钱或五七分　水二钟，煎八分，热服。

陈修园曰：方平而功大。

脱花煎

凡临盆将产者，宜先服此药催生最佳。并治产难经日，或死胎不下，俱妙。

---

① 原脱"凉胎饮"并此下方药共七十字，据上海锦章书局本补。

当归七八钱或一两　肉桂一二钱或三钱　川芎　牛膝各二钱　车前子一钱五分　红花一钱　催生者不用此味亦可　水二钟，煎八分，热服，或服后饮酒数杯亦妙。

陈修园曰：去牛膝加百草霜更纯。

九蜜煎

治产后阳气虚寒，或阴邪入脏，心腹疼痛、呕吐不食、四肢厥冷。

当归　熟地各三钱　芍药酒炒，佳　茯苓各钱半　甘草　干姜炒　肉桂　细辛各一钱　吴茱萸制，五分　水二钟，煎服。

陈修园曰：据景岳自注病证，非四逆汤、通脉四逆汤、白通加人尿猪胆汁汤、吴茱萸汤择用不可，若此汤庞杂，不能幸效。

清化饮

治妇人产后因火发热，及血热妄行，阴亏诸火不清等证。

芍药　麦冬各二钱　丹皮　茯苓　黄芩　生地各二三钱　石斛一钱　水一钟半，煎七分，食远温服。

陈修园曰：此方汇寒药毫无意义，不堪以治大病，惟驳丹溪"芍药酸寒大伐生气，产后忌用"之说，是聪明善悟处。又云"芍药之寒，不过于生血药稍觉其清耳，微酸而收，最宜于阴气散失之证，为产后之要药"等说，则与经旨不合。《本草经》谓芍药气味苦平。气平则下降，味苦则下降而走血，为攻下之品，非补养之物也。经中所列主治"邪气腹痛，除血痹、破积"等句，圣训彰彰可考。若产后瘀血未净，邪气发热腹痛，小便赤短等证诚为要药；若阴气散失，泄泻无度，小便清白等证，用之则大误矣。景岳虽聪明过人，而未读《本草经》，其论药即有偶中之处，终觉瑕瑜参半。

毓麟珠

治妇人气血俱虚，经脉不调或断绝，或带浊，或腹痛，或腰痠，或饮食不甘、瘦弱不孕，服一二斤即可受胎。凡种子诸方，无以加此。

人参 白术土炒 茯苓 芍药酒炒，各二两 川芎 甘草各一两 当归 熟地蒸捣 菟丝子制，各四两 杜仲酒炒 鹿角霜 川椒各二两 上为末，炼蜜丸，如弹子大。每空心嚼服一二丸，酒汤送下，或为小丸吞服亦可。

陈修园曰：水与土相聚而生草；脾与肾相和而生人。菟丝子脾肾兼补，而能使水土不戾，毓麟珠取之为君，所以奏效如神也。菟丝子可用八两。

赞育丹

治阳痿精衰、虚寒无子等证妙方。

熟地八两，蒸捣 白术用冬白术，八两 当归 枸杞各六两 杜仲酒炒 仙茅酒蒸一日 巴戟天甘草汤炒 吴茱萸 淫羊藿羊脂拌炒 肉苁蓉酒洗去甲 韭子炒黄，各四两 蛇床子微炒 附子制 肉桂各二两 上炼蜜丸服，或加人参、鹿茸更妙。

陈修园曰：温补之品太多，药板实则功反缓。

柴归饮

治痘疮初起，发热未退。无论是痘是邪，疑似之间，均宜用此平和养营之剂以为先着。有毒者可托，有邪者可散，实者不致助邪，虚者不致损气。

当归二三钱 芍药或生或炒，一钱半 柴胡一钱或钱半 荆芥穗一钱 甘草七分或一钱 水一钟半煎服，或加生姜三片。

疏邪饮

治痘疹初发热。凡血气强盛，无藉滋补者，单宜解邪，用此方为主，以代升麻葛根汤及苏葛汤等方最为妥当。

柴胡倍用 芍药倍用，酒炒 苏叶 荆芥穗 甘草减半 水一钟半煎服。

凉血养营煎

治痘疹血虚血热，地红热渴，或色燥不起及便结溺赤。凡阳盛阴虚等证，悉宜用此。

生地黄 当归 芍药 生甘草 地骨皮 紫草 黄芩 红花 水一钟半煎服。量儿大小加减用之。

柴葛煎

治痘疹表里俱热，散毒养阴，及瘟疫等证。

柴胡 干葛 芍药 黄芩 甘草 连翘 水一钟半，煎温服。

搜毒煎

解痘疹热毒炽盛，紫黑干枯燥，便结纯阳等证。

紫草 地骨皮 牛蒡子杵 黄芩 木通 连翘 蝉蜕 芍药等分 水一钟半煎服。

六物煎

治痘疹血气不充，随证加减用之，神效不可尽述。并治男、妇气血俱虚等证。

炙甘草 当归 熟地或用生地 川芎三四分，不宜多 芍药俱宜加减 人参或有或无随虚实用之，气不虚者不必用 上咀，用水煎服。

六气煎

治痘疮气虚，痒塌倒陷、寒战咬牙，并治男、妇气虚寒等证。

黄芪炙　肉桂　人参　白术　当归　甘草　上咀，水煎服。

九味异功煎

治痘疮寒战、咬牙、倒陷、呕吐、泄泻、腹痛虚寒等证。

人参二三钱　黄芪炙，一二钱　当归　熟地各二三钱　甘草七分或一钱　丁香三五分或一钱　肉桂一钱　干姜炮，二三钱　附子制，一二钱

上量儿大小加减，用水一钟半，煎七分，徐徐服之。

透邪煎

凡麻疹初热未出之时，惟恐误药，故云未出之先，不宜用药。然解利得宜，则毒必易散，而热自轻减。欲求妥当，当先用此方为主。

当归二三钱　芍药酒炒，一二钱　防风七八分　荆芥一钱　甘草七分　升麻三分　水一钟半煎服。

陈修园曰：熟于仲景《伤寒论》，而痘疹之治自有源头。不然，如《活幼心法》《保赤全书》《种痘新书》视诸书虽高一格，犹未免逐末而忘本也。景岳不熟仲景书，而臆言痘疹，所以治痘有柴归饮、疏邪饮、凉血养营煎、柴葛煎、搜毒煎；治痘①有透邪煎之妄。即六物煎、六气煎、九味异功煎亦为习俗所囿，非善方也。能治伤寒，即能医痘疮，《侣山堂类辨》亦有是说，非余之创论。

---

① 痘：疑作"疹"。

牛膝煎

截疟大效。凡邪散已透而血气微虚者，宜此主之。

牛膝二钱　当归　陈皮各三钱　上用好酒一钟，浸一宿，次早加水一钟，煎八分，温服。

何人饮

截疟如神。凡气血俱虚，久疟不止，或急欲取效者，宜此方主之。

何首乌自三钱以至一两，随轻重用之　当归二三钱　人参三五钱或一两随用　陈皮二三钱，气虚者不必用　生姜煨，三片，多寒者用三五钱　水二钟，煎八分，于发前二三时温服之。

追疟饮

截疟甚佳。凡气血未衰，屡散之后而疟有不止者，用此截之。已经屡验。

何首乌一两，制　当归　甘草　半夏　青皮　陈皮　柴胡各三两　上用井水、河水各一钟，煎一钟，渣亦如之，同露一宿，次早温服一钟，后待食远再服一钟。

木贼煎

凡疟疾形实气强，多湿多痰者，宜此截之，大效。

半夏　青皮各五钱　木贼　厚朴各一钱　白苍术　槟榔各一钱　用陈酒二钟，煎八分，露一宿，于未发之先二时温服。

陈修园曰：牛膝煎、何人饮、追疟饮、木贼煎，皆通套之方，未甚精切。若有病轻未经亲诊，录证以索方者，不妨以此方应之。

牙皂散

治胃脘痛剧，诸药不效者，服此如神。用牙皂烧存性，以烟将尽为度，研末，用烧酒调服一钱许即效①。

荔香散

治疝气极痛。凡在气分者，最宜用之。并治肚腹气痛等证如神。

荔枝核炮微焦　大茴香等分，炒　上为末，用好酒调服二三钱。

陈修园曰：牙皂散、荔香散为止痛之标剂，一二服未效者不可再服。

65

豕　膏

《内经》曰：痈发于嗌中，名曰猛疽，不治化为脓，脓不泻，塞咽半日死。其化为脓者，写则合豕膏冷食，三日已。此必以猪板油炼净服之也。又万氏方②治肺热暴喑用猪脂一斤炼过，入白蜜一斤再炼，少顷滤净冷定，不时挑服一匙，即愈。按：此方最能润肺润肠，凡老人痰嗽不利，及大肠秘结者，最宜用之。又《千金方》，治关格闭塞用猪脂、姜汁各二升，微火煎至二升，加酒五合和煎分服。

陈修园曰：方超！

罨伤寒结胸法

凡病伤寒结胸，其有中气虚弱，不堪攻击内消者，须以此

---

① 效字下原衍"水一钟半煎服"，据上海图书集成本删。
② 万氏方：指明·万表《济世良方·喉痹》方。

法外罨之，则滞行邪散，其效如神。

葱白头　生姜　生莱菔此味加倍，如无，以子代之　上用葱姜各数两，莱菔倍之，共捣一处炒热，用手巾或白布包好，做大饼罨胸前胀痛处。此药须分三①包，冷则轮换罨之，无不即时开通，汗出而愈。但不宜太热，恐其难受也。

又法以大蒜一二十头捣烂，摊厚纸或薄绢上，贴于胀处，少顷即散。用治一切胀痛，无不神妙。

陈修园曰：围药之法，虽不足恃，亦不可废。若蒸脐法，则断断不可行也。

连翘金贝煎

治阳分痈毒，或在脏腑、肺膈、胸乳之间者，此方最佳。甚者连用数服，无有不愈。

金银花　贝母土者更佳　蒲公英　夏枯草各二钱　红藤七八钱连翘一两或五六七钱　用好酒二碗煎一碗服，服后暖卧片时。

连翘归尾煎

治一切无名痈毒、丹毒、流注等毒，有火者最宜用之。

连翘七八钱　归尾三钱　甘草一钱　金银花　红藤各四五钱　用水煎服如前。

桔梗杏仁煎

此桔梗汤之变方也。治咳嗽脓痰中带血，或胸膈隐痛，将成肺痈者，此方为第一。

桔梗　杏仁　甘草各一钱　阿胶　金银花　麦冬　百合夏枯草　连翘各三钱　土贝母三钱　枳壳钱半　红藤三钱　水二钟，

---

① 三：疑作"二"。

煎八分，食远服。

当归蒺藜煎

治痈疽疮疹，血气不足，邪毒不化，内无实热，而肿痛淋漓者，悉宜用之。此与芍药蒺藜煎相为奇正①也，当酌其详。

当归　熟地　芍药酒炒　何首乌各二钱　甘草　防风　川芎　荆芥穗白芷各一钱　白蒺藜炒，捣碎，三钱或五钱　上或水或酒，用二钟煎服，然水不如酒。或以水煎服后，饮酒数杯，以行药力亦可。

芍药蒺藜煎

治通身湿热疮疹，及下部红肿热痛诸疮，神效。外以螵蛸粉敷之。

龙胆草　栀子　黄芩　木通　泽泻　芍药　生地各二钱　白蒺藜连刺研碎，五钱，甚者一两　水二钟，煎八分，食远服。

降痈散

治痈疽诸毒，消肿止痛散毒，未成者即消，已成者敛毒速溃可愈。若阳毒炽盛而疼痛势凶者，宜先用此方，其解毒散毒之功神效最速。若坚顽深固者宜用后方。

薄荷新采者佳，用叶　野菊花连根叶，各一握　土贝母半之②　茅根一握　上干者可为末，鲜者可捣烂同贝母研匀。外将茅根煎浓汤去根用，调前末，乘热敷患外，仍留前剩汤炖暖，不时润于药上。但不可用冷汤，冷则不散不行，反能为痛，约敷半

---

① 相为奇正：语出《孙子兵法》，原指先兵为正，后兵为奇。此言两方药相互交替使用。
② 之：原作"两"，据上海图书集成本改。

日，即宜换之，真妙方也。后方凡疽毒坚顽深固，及结核痰滞，宜用此方。

薄荷倍用　生南星　土贝母　朴硝各等分　石灰风化者加倍用，或倍用之　上同为末，用盐卤调杵稠粘，敷患处，经宿干则易之，不必留头。若脓成者，留头亦可。或炒热摊绢上，隔绢贴之亦可。或用麻油调，或用热茅根汤调亦可。若欲止痛速效，加麝香或冰片少许更妙。

百草煎

治百般痈毒，诸疮损伤疼痛、腐肉肿胀，或风寒湿气留聚走注疼痛等证，无不奇效。

百草　凡田野山间者，无论诸品皆可取用。然犹以山草为胜，辛香者佳。冬月可用干者，须预为收采之。上不论多寡，取以多煎浓汤，乘热熏洗患处，仍用布帛蘸熨良久，务令药气蒸透，然后敷贴他药。每日二三次不拘，但以频数为善。盖其性为寒者可以除热，热者可以散寒，香者可以行气，毒者可以解毒，无所不用，亦无所不利。汤得药性，则汤气无害；药得汤气，则药力愈行。凡用百草以煎膏者，其义亦用此。此诚外科中最要、最佳之法，亦传之方外人①者也。

螵蛸散

治湿热破烂、毒水淋漓等疮；或下部肾囊足股肿痛、下疳诸疮，无不神效。

海螵蛸不必浸淡　人中白或人中黄，硇砂少可，等分　上为细末，先以百草煎多煎浓汤乘热熏洗，后以此药掺之。如干者以麻油或熬熟猪油，或蜜水调敷之。

---

①　方外人：超然世俗之外的人。此指僧人或道人。

肠痈秘方

凡肠痈生于小肚角，微肿而小腹隐痛者。若毒气不散渐入，内攻而溃则成大患，急宜以此方治之。

先用红藤一两许，以好酒二碗，煎一碗，午前一服，醉卧之。午后用紫花地丁一两许，亦如前煎服，服后痛必渐止为效。然后服后末药除根，神妙。

当归五钱　蝉衣　僵蚕各二钱　天龙　大黄各二钱　石蟆蚆①五钱，此草药也　老蜘蛛二个，捉放新瓦上以酒钟覆盖定，外用火煅干存性　上共为末，每空心用酒调送一钱许，逐日渐服自消。

槐花蕊

治杨梅疮、下疳神方。

绵花疮毒及下疳初感，或毒盛经年难愈者，用槐蕊拣净，不必炒，每食前用清酒吞下三钱许，早晚每日三服。服至二三斤，则热毒尽去，可免终身余毒之患，亦无寒凉败脾之虑。此经验神方也。如不能饮，即用滚水盐汤俱可送下，但不及酒送之效捷也。

飞丹散

治寒湿、风湿脚腿等疮。

飞丹②　人中黄　轻粉　水粉③各等分　为末，凡湿烂者，可以干掺，外用油纸包盖。若干陷者，以猪骨髓或猪油调贴之。

---

① 石蟆蚆：即石蛤蟆草，其根皮色红，形如蛤蟆。
② 飞丹：飞过的黄丹。
③ 水粉：即粉锡。

绵①花疮点药

杏仁取霜　轻粉真者　二味等分为末，敷于疮上，二三日即痂脱而落。又武定侯方，用雄黄钱半，杏仁三十粒，去皮，轻粉一钱　同为末，用雄猪胆汁调敷，三日即愈，百发百中，天下第一方。

陈修园曰：白连翘金贝煎至此，外科诸方俱佳。

鸡子黄连膏

治火眼暴赤疼痛，热在肤腠浅而易解者用此点之，数次可愈。若热由内发，火在阴分者，不宜外用凉药，非惟不能去内热，而且以闭火邪也。用鸡子一枚，开一小窍，单取其清，盛以磁碗，外用黄连一钱，研为粗末，掺于鸡子清上，用箸彻底速打数百，使成浮沫，约得半碗许，即其度矣。安放少顷，用箸拨开浮沫，倾出清汁，用点眼眦，勿得紧闭眼胞挤出其药。必热泪涌出，数次即愈。内加冰片少许尤妙。若鸡子小而清少者，加水二三匙同打亦可。

陈修园曰：此方于实热证相宜。然目视无光，及昏黑倦视等证，皆为阳虚。盖心、肺上焦之阳也，心属火，火能烛物；肺属金，金能鉴物。二脏之阳不宣，则火不能烛，金不能鉴矣。医者不知以补血之药滋肾，下焦之阴愈盛，则上焦之阳愈虚，且令下焦之阴上加于天，白昼如夜，爝火有光，阴云四合，龙雷飞腾。欲滋阴以降火，其实滋阴以助火，则遂增出赤肿红丝、胬肉、羞明诸火象，渐成废疾矣。方法详于《时方妙用》，不赘。

---

① 绵：原作"棉"，据光霁堂本改。

金露散

治赤目肿疼、翳障诸疾。

天竺黄择辛香者用　海螵蛸不必浸洗　月石各一两　飞朱砂　炉甘石片子者佳，煅，淬童便七次，飞净，各八两　上为极细末，磁瓶收贮，每用时旋取数分，研入冰片少许。诸目疾皆妙。

陈修园曰：此药点目甚疼，疼恐伤目，不可用。

二辛煎

治阳明胃火，牙根、口舌肿疼不可当。先用此汤漱之，漱后敷以三香散，抑或仍服清胃等药以治其本。

细辛三钱　生石膏一两　上二味，用水二碗，煎一碗乘热频漱之。

冰玉散

治牙疳、牙痛、口疮、齿衄、喉痹。

生石膏一两　月石七钱　冰片三分　僵蚕一钱　上为极细末，小磁瓶盛贮，敷之吹之。

冰白散

治口舌糜烂及走马牙疳①等证。

人中白倍用之　冰片少许　铜绿用醋制者　杏仁二味等分　上为极细末敷患处。

代匙散

治喉。

---

① 疳：原作"痈"，据上海图书集成本改。

月石　石膏各一钱　脑荷①五分　胆矾五分　粉草三分　僵蚕炒，五分　冰片一分　皂角炙烟尽，五分　上为细末，用竹管频吹喉中。

三香散

治牙根肿痛。

丁香　川椒取红，等分　冰片少许　上为末，敷痛处。

固齿将军散

治牙痛牙伤，胃火糜肿。久之牢牙固齿。

锦纹大黄炒，微黄　杜仲炒半黑，各十两　青盐四两　上为末，每日清晨擦漱；火盛者咽之亦可。

熏疥方

朱砂　雄黄　银朱各三分，同研　大枫子　木鳖子各三个上将大枫、木鳖先捣碎，乃入前三味拌匀，外以干艾铺卷成筒，约长二寸许足矣。凡熏时须将遍身疥痂悉行抓破，熏之始效。后五六日，复熏一筒，无不悉愈。

杖丹膏

猪板油半斤　黄占②二两　轻粉三钱　水银三钱　冰片三分先将水银、轻粉同研细，俟猪油熬熟去渣，先下黄占熔化，后入末药搅匀收贮，以水浸二三时，令出火毒，用竹纸摊贴，觉热即换。轻者即愈，重者不过旬日。

---

① 脑荷：龙脑和薄荷的简称。
② 黄占：即黄蜡。

银珠①烟

治头发生虱及诸疮之有虫者。

用银朱四五分揩擦厚纸上点着，置一干碗中，上用一湿碗露缝覆之，其烟皆着于湿碗之上，乃用指揩擦发中，覆以毡帽，则虮虱皆尽矣。此烟以枣肉和捻作饼或作丸，擦于猪、鸡熟肝之间，用贴诸疮癣之有虫者，及虫蚀肛门者，以绵裹枣肉纳肛门中一宿，无不神效。须留绵在外，以便出之。

雷火针

治风寒湿毒之气留滞经络而为痛为肿不能散者。

五月五日取东引桃枝去皮，两头削如鸡子尖样，长一二寸许。针时以针向灯上点着，随用纸三五层，或布亦可，贴盖患处，将热针按于纸上，随即念咒三遍，病深者再燃再刺之立愈。咒曰：天火地火三昧真火，针天天开，针地地裂，针鬼鬼灭，针人人得长生，百病消除，万物消灭。吾奉太上老君急急如律令。又雷火针新方，乃以药为针者，其法更妙。

白芷　独活　川芎　细辛　牙皂　穿山甲炮，倍用　丁香　枳壳　松香　雄黄　乳香　没药　杜仲　桂枝各一钱　硫黄二钱　麝香不拘　熟艾二三两　上捣为粗末和匀，取艾铺底掺药于上，用上好皮纸卷筒。先须用线绊约两头，防其伸长，然后加纸再捍，务令极实，粗如鸡子尖样，是其度也。乃用鸡子清刷外层卷而裹之，阴干，用法如前。

疥癣光

治疥疮，擦上即愈。癣疮亦妙。

---

① 珠：《景岳全书·新方八阵》作"朱"。

松香一钱　水银　硫黄　枯矾各二钱　樟脑二钱或一钱　麻油

上先将松香、水银加麻油少许，研如糊，后入三味，如膏擦之，神效。

鹅掌疯四方

猪胰一具，去油，勿经水　花椒二钱　上用好酒温热，将二味同浸二三日，取胰不时擦手，微火烘之自愈。又方，用白砒三钱，打如豆粒，以麻油一两熬砒至黑，去砒，用油擦手，微烘之，不过二三次即愈。又方，用葱五六根捶破，再用花椒一把同入磁瓦罐中，入醋一碗，后以滚汤冲入，熏洗数次即愈。又方，用榖树①叶煎汤温洗，以火烘干，随用柏柏油②擦之，再以火烘干。少顷又洗又烘，如此日行三次，不过三五日即愈。

秘传水银膏

擦治杨梅疯毒，烂溃危恶，多年不愈等证神验方。

黄柏　黄连各一钱　川大黄五分，三味研末　雄黄　胆矾　青黛　儿茶　铜青各三分　轻粉　枯矾各四分　大枫子去油，取净霜五分，黑者勿用　珍珠一分半，生用　冰片一分半，二味另研末　人言③人壮者七厘，弱者半分，中者六厘　上十四味，为极细末，分作三分，每分约一钱八分。用番打麻④另为末，若疮重而壮能食者，每分用五分；人弱不起者，每分用三分；中者四分，入前药研匀。水银，人健者，每分用一两，或八九钱；中者或五六钱；卧床不起而极弱者，只可用三钱，决不可再多矣。上先将麻、汞并前药各一分俱入盏内，再入真芝麻油少许，用手指研开，务使

---

① 榖树：即楮树。

② 柏柏油：柏树油脂和乌柏子油脂。

③ 人言：砒石之别名。

④ 番打麻：外国船舶用树脂制的照明火炬，其树脂有祛毒杀虫作用。

汞、药混为一家，渐次增油久研，以不见汞星为度，大约如稀糊可矣。一擦法，用此药擦手足四腕动脉处，每药一分，务分擦三日，每日早晚各擦一次，每次以六七百数为度，擦完用布包之。擦药时，凡周身略破伤处，俱用无麝膏药贴之，膏药须厚摊，每二日一换，换时不可经风，常须避帐幔中。冬月须用厚被暖炕，他时亦须常暖。南方则多用被褥盖垫可也。擦至七日，毒必从齿缝中发出，口吐臭涎。若口齿破烂出血，但用甘草、蜂房煎汤，候冷漱解，不可咽下。轻者只以花椒汤漱之亦可。擦处必皮破，不可畏疼痛而少擦也。忌盐十余日，多更好；并鱼腥、生冷、动气、发风等物一个月。尤忌房事。外如牛肉、烧酒、团鱼之类，须忌二三年。惟荞麦面、羊肉，则终身忌之。大麻风亦可用。

二十四味败毒散随前水银膏

当归 川芎 生地 熟地 芍药 牛膝 防风 荆芥 白芷 防己 忍冬 桔梗 羌活 独活 白鲜皮 薏仁 连翘 木通 陈皮 粉草 黄柏 知母 栀子 黄连 上每帖加土茯苓，干者四两，鲜者须半斤。用水六碗，煎二碗，分三次，每日早晚各服一碗。上方后四味，随其人之阴阳寒热酌而用之。

臁疮隔纸膏

黄占五两 飞丹 铅粉各四两 轻粉 乳香 没药各二钱 冰片二分麻油春夏二两，秋冬三两 上先将占油煎五六沸，下乳、没；再二三沸下轻粉；随下丹粉。槐柳枝搅十余沸，取起冷定后，下冰片搅匀，瓶盛浸一宿出火毒。先以苦茶洗疮净，将膏用薄油纸刺孔厚摊，间日翻背面贴之，三日一换，三贴即可愈。

收疮散

治湿烂诸疮，肉平不敛，及诸疮毒内肉既平而口有不收者，宜用此最妙。

滑石飞，一两　赤石脂飞，五钱　粉草三钱　上为末，干掺，或用麻油调敷。或加枯矾一钱，痒者极宜。若痒甚者必有虫，先用水银三四钱，同松香二钱研匀，后拌前药和匀敷之。

陈修园曰：自二辛煎至此，多俗传之验方，有效有不效者，寒热虚实之不同也。

下篇

医贯砭

序

　　小道之中，切于民生日用者，医卜二端而已。卜者，最不可凭而可凭。医者，最可凭而不可凭者也。盖卜之为道，布策开兆，毫无据依，而万事万物之隐微变态，俱欲先知洞察，此最不可凭者也。然验者应若桴鼓，不验者背若冰炭，愚夫愚妇，皆能辨其技之工拙也。若医之为道，辨证定方，彰彰可考。姜、桂入口即热，芩、连下咽知寒，巴、黄必泻，参、术必补，莫不显然。但病无即愈即死之理，证有假热假寒之异，上下殊方，六经异治，先后无容颠越，轻重不得倒施。愈期有久暂之数，传变有浅深之别，或药不中病反有小效，或治依正法竟无近功。有效后而加病者；有无效而病渐除者；有药本无误，病适当剧，即归咎于药者；有药本大误，其害未发，反归功于药者。病家者不知也，医者亦不知也。因而聚讼纷纭，遂至乱投药石，谁杀之，谁生之，竟无一定之论，此最无凭者也。事既无凭，则技之良贱，何由而定？曰：有之。世故熟，形状伟，剿说多，时命通，见机便捷，交游推奖，则为名医。杀人而人不知也，知之亦不怨也。反此者则为庸医。有功则曰偶中，有咎则尽归之。故医道不可凭，而医之良贱，更不可凭也。若赵养葵

《医贯》之盛行于世，则非赵氏之力自能如此也。晚邨吕氏，负一时之盛名，当世信其学术，而并信其医。彼以为是，谁敢曰非。况只记数方，遂传绝学。艺极高而功极易，效极速而名极美，有不风行天下者耶？如是而杀人之术，遂无底止矣。呜呼！为盗之害有尽，而赏盗之害无尽。盖为盗不过一身诛之，则人尽知惩；赏盗则教天下之人胥为盗也，祸宁有穷哉！余悲民命之所关甚大，因择其反经背道之尤者，力为辨析，名之曰《医贯砭》。以请正于明理之君子，冀相与共弭其祸。虽甚不便于崇信《医贯》之人，或遭谤黩，亦所不惜也。

79

乾隆六年二月既望洄溪徐大椿题

卷　　一

十 二 官 论

心者，君主之官也，神明出焉。肺者，相傅之官，治节出焉。肝者，将军之官，谋虑出焉。胆者，中正之官，决断出焉。膻中者，臣使之官，喜乐出焉。脾胃者，仓廪之官，五味出焉。大肠者，传道之官，变化出焉。小肠者，受盛之官，化物出焉。肾者，作强之官，伎巧出焉。三焦者，决渎之官，水道出焉。膀胱者，州都之官，津液藏焉，气化则能出矣。凡此十二官者，不得相失也。故主明则下安，主明，主字紧顶上文，主字来下文，何得云别有一主。以此养生则寿，殁世不殆，以为天下则大昌。主不明，则十二官危，使道闭塞而不通，形乃大伤，以此养生则殃。以为天下者，其宗大危，戒之戒之！至道在微，变化无穷，孰知其原，窘乎哉！消者瞿瞿，孰知其要？闵闵之当，孰者为良？恍惚之数，生于毫厘，毫厘逐数，起于度量。千之万之，可以益大，推之大之，其形乃制。此书专为八味、六味而作，欲表彰二方，必先讲明所以然之。故遍阅经文，并无其说，只有心主之官一语，又是断断不可用二方者，只得将命门二字增入，然后二方可为十二官之主药。其作伪之心如此。

玩《内经》注文，即以心为主。愚谓人身别有一主，非心也。开口即辟《内经》，此乃邪说之根。谓之心主之官，当与十二官平等，不得独尊心之官为主。若以心之官为主，则下文主不明，则十二官危，当云十一官矣。此理甚明，何注经者昧此耶。明明说君主则极尊之称也，何以不得尊之。其曰十二官危者，盖主不明则心亦自病也。若曰十一官，则主不明之病，反不在内，于义为不备矣。盖此一主者，气血之根，生死之关，十二经之纲维也。

或问：心既非主，而君主又是一身之要。然则主果何物耶？何形耶？何处安顿耶？余曰：悉乎问也。若有物可指，有形可见，人皆得而知之矣，惟其无形与无物也。故自古圣贤，因心立论，而卒不能直指其实。因心立论，乃是说心，不是说命门也。据尔言，则从古圣贤当以命门立论矣。孔门之一贯，上绍精一执中之统，惟曾子、子贡得其传，而二子俱以心悟，而非言传也。设以言传，当时门人之所共闻，不应复有何谓之问也。后来子思衍其传，而作《中庸》。天命之性，以中为大本，而终于无声无臭。孟子说不动心有道，而根于浩然之气，而又曰难言也。人因外感内伤而生疾病，用草木金石之药补之、泻之、寒之、热之，以调其气。此乃极平常之理，偏要说到四书六经，谈性，谈命，传道等语，与疾病何涉？即《内经》所云：司天运气，义极精微。亦不过指六淫之气感人耳，何尝大言欺人耶！老氏《道德经》云：谷神不死，是曰玄牝，玄牝之门，造化之根。又曰：恍恍惚惚，其中有物。佛氏《心经》云：空中无色，无受想形识，无眼、耳、鼻、舌、身、意。又曰：万法归一。一归何处？夫一也，中也、性也、浩然也、玄牝也、空中也，皆虚名也，不得已而强名之也。立言之士，皆可以虚名著论。至于行医济世，将以何味的为君主之药，而可以纲维一身之疾病耶？此段乃其邪说之所从出。其云一贯，大本，难言，万法归一，皆暗指命门为言。则古圣贤道统之传，并与心上毫无干涉，只是传此肾中命门之诀，而八味、六味二方，乃是一贯，大本，难言，万法归一之补药。此等怪论，自开辟以来未之或有。小人之欺世，至于此极。而粗通文理之人观之，不但不怪，且以此人为真知孔孟之学者，亦大可怪矣。

肾有二，精所舍也。生于脊膂十四椎下，两旁各一寸五分，形如豇豆，相并而曲附于脊。外有黄脂包裹，里白外黑，各有带二条，上条系于心包，下条过屏翳穴后，趋脊骨。两肾俱属水，但一边属阴，一边属阳。越人谓左为肾，右为命门，非也。命门即在两肾各一寸五分之间，此本旧说，然亦影响杜撰之语，与《内经》全不合也。当一身之中。《易》所谓一阳陷于二阴之中。《内经》云：七节之旁，有小心是也。名曰命门，是谓真君主。《内经》何不言命门者，君主之官也。乃一身之太极，无形可见。既云小心，何以无形。两肾之中，是其安宅也。按《内经》并无命门之说，惟《灵枢·根结篇》云：太阳根起于至阴①，结于命门。命门者，目也。《卫气篇》亦云：命门者，目也。《素问·阴阳离合论》云：太阳根于至阴，结于命门。王启玄注云：命门者藏精。光照之所，则两目也。经文所指命门，皆以目言。盖以目为五脏六腑精气所注，故曰命门。又门者，出入开阖之地。目之精光，内莹外照而启闭随时，于门字义为切。若肾中一点真阳而谓之门，义亦不合。其右旁有一小窍，即三焦。《内经》明云：上焦如雾，中焦如沤，下焦如渎。乃指肾旁小窍，杜撰不伦。三焦者，是其臣使之官。经云：三焦者，决渎之官。膻中者，臣使之官。前段明明引过，今乃以三焦为命门臣使之官，何颠倒如此。禀命而行，周流于五脏六腑之间而不息，名曰相火。相者，言如天君无为而治，宰相代天行化，此先天无形之火，与后天有形之火不同。决渎之官如何代天行事？且命门而指为天君，尤为支

---

① 太阳根起于至阴：《灵枢》作"太阳根于至阴"。

离。其左旁有一小窍，乃真阴、真水气也，亦无形。火无形犹可，水如何说无形？且真字乃对假而言，以三焦及此窍为真火、真水，将心火肾水为假火假水耶？且前窍名三焦，此窍又名何物耶？上行夹脊，至脑中为髓海，泌其精液，注之于脉，以荣四末，真阴之气所泌者何物之精液，且何以见得必从髓海中到四末。内注五脏六腑以应刻数，亦随相火潜行周身，与两肾所主后天有形之火不同。按《灵枢·营卫生会篇》论中焦云：此所受气者，泌糟粕，蒸津液，化其精微，上注于肺脉，乃化而为血，以奉生身，莫贵于此。故独得行于经隧，命曰营气。又云：上焦亦与营俱行于阳二十五度，行于阴二十五度，一周也。经文凿凿，皆指营气而言。今乃移作肾中水气，杜撰不伦，颠倒错乱，真呓语也。但命门无形之火，在两肾有形之中为黄庭。无形之火，前指三焦，今又指命门。故曰：是谁曰？五脏之真，惟肾为根。肾为五脏之真，何物为五脏之假耶？褚齐贤云：人之受胎，始于任之兆，惟命门先具，有命门然后生心。心主血，有心然后生肺。肺主皮毛，有肺然后生肾。肾主骨髓，有肾则与命门合，二数备，是以肾有两歧也。前云命门在中，肾在两旁。今又引肾与命门合为二，仍是左右对待之义，前后支离如此。可见命门为十二经之主，肾无此则无以作强，而伎巧不出矣。膀胱无此，则三焦之气不化，而水道不行矣。膀胱与三焦凿然两腑，云膀胱无命门则三焦不化，如何接续？脾胃无此，则不能蒸腐水谷，而五味不出矣。肝胆无此，则将军无决断，而谋虑不出矣。大小肠无此，则变化不行，而二便闭矣。心无此，则神明昏而万事不能应矣。将君主之官亦退而听命于命门，尚足当君主之称耶？此所谓主不明，则十二官危也。此所谓三字，竟凿然以《内经》亦以命门为主，无忌惮已极。余有一譬焉，譬之元宵之鳌山走马灯，拜者、舞者、飞者、走者，无一不具，其中间惟是一火耳。火旺则动速，火微则动缓，火息则寂然不动。而拜者、舞者、飞者、走者，躯壳未尝不存也。走马灯中之物，皆是死物。所以惟恃火气冲突机关而动。若五脏六腑各有生气，岂专恃命门耶？惟其视五脏六腑皆为死物，所以后文别无治五脏六腑之方，专恃一八味丸治五脏六腑之病，其根皆在此也。故曰：汝身非汝所有，是天地之委形也。引庄子语，亦与上文不接。余所以谆谆必欲明此论者，欲世之养身者、治病者，的以命门为君主，而加意于火之一字。养身补火已属偏见，况治病必视其病之所由生，而一味补火，岂不杀人乎！夫既曰立命门之火，乃人身之至宝。何世之养身者，不知保养节欲，而日夜戕贼此火，不节欲亦非专于戕贼此火。倘以斫丧之火，一概补阳，又为杀人之术矣。既病矣。治病者，不知温养此火，而日用寒凉以直灭此火，焉望其有生气耶？治法多端，原不是专用寒凉，亦不是专于补火也。经曰：主不明，则十二官危，以此养生则殃，戒之戒之！余今直指其归元之路，而明示其命门君主之火，命门竟指为君火，真千古之怪论。乃水中之火，相依而永不相离也。永不相离，何以有上越之病耶？火之有余，缘真水之不足也。毫不敢去火，只补水以配火，壮水之主，以镇阳光。上文俱为八味作地步，又恐遗却六味。此处忽然转出水不足之论，邪说害人，其苦心亦如此。所谓作伪心劳也。火之不足，因见水之有余也。水有余之病，不知是何形象？若是虚寒等证，不得为水之有余。若是水肿等证，亦不得专于补火。总是欺人之大言，杀人之捷径耳。亦不必泻水，就于水中补火，益火之原，以消阴翳。所谓原与主者，皆属先天无形之妙，非曰心为火而其原在肝，肾为水而其主属肺。盖心、脾、肾、肝、肺皆后天有形之物也，须以无形之火，配无形之水，直探其君主之穴宅而求之，是谓同气相求。文理不接。斯易以人也。所谓知其要者，一言而终也。若夫风寒暑湿燥火六者入于人身，此客气也，非主气也。主气固，客气不能入。六淫未入之先，专一用补，服八味、六味无甚害。若六淫既感，邪已伤正，仍一概用二方，则非补主气，反补邪气矣。能不杀人耶！且无病之人，亦何必服药，既服药则必视人之气体如何而后制方，亦何得专用二方也？今之谈医者，徒知客者除之，漫不加意于主气，何哉？纵有言固主气者，专以脾胃为一身之主，焉知坤土是离火所生，而艮土又属坎水所生耶。命门既是太极，何以又属坎。若以坎论，则坎水固属肾，而离火又属心，仍不关乎命门矣。明乎此，不特医学之渊源，有自圣贤道统之传，亦自此不昧。将命门为道统言之，自觉无耻耶。而所谓一贯也，浩然也，明德也，假如孔子云参乎吾道是火，孟子云吾善养吾火，《大学》云在明明火。岂不绝倒耶！玄牝也，空中也，太极也，同此一火而已。太极是一团火，有是理耶？为圣贤，为仙，为佛，不过克全此火而归之耳。小子之一论，阐千古之未明，见者慎勿以为迂。仙佛我不能知。若全此火即为圣贤，真乃千古之怪论。宜其自称为阐千古之未明也。此篇之论，专为尽天下之病皆用八味而设。便讲出儒、释、道三教之合一，以见八味之不可不用。此等乱道无一字连贯，稍通文理之人见之，宜无不知其狂悖，即使其医道果精，见此等议论，亦并其医道而疑之。乃世之号为通文理者读之，反以为真知性命之理，因此益信其医学之精。而八味竟不但为治病之药，实性命之所系，一日不可废者。呜呼！吾怜赵氏，尤怜读赵氏之书而崇信之者，其愚更胜赵氏百倍也。

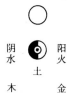

阴 阳
水 火
土
木 金

太极图中之白圈，相传无二。盖阴阳未判谓之太极。今于白圈之中先有黑白二点，为一阴一阳之象，然后生出太极来，则是《易》中该云：易有两仪，是生太极矣。太极图可改，则古圣之书何一不可改乎？小人之无忌惮，至于此极。

《系辞》曰：易有太极，是生两仪。周子惧人之不明，而制为太极图。无极而太极，无极者，未分之太极也；惟其未分，所以为太极。岂有未分之时为无极，已分之时为太极，太极已分则阴阳矣，岂得为太极耶？太极者，已分之阴阳也。既名阴阳，则不可名太极矣。盖太极动而生阳，静而生阴，岂有分为阴阳而犹称太极者！性理之说，犹不足与此等无知妄人辨，吾恐世之读之者偶不经意，即为所惑，贻误不小也。

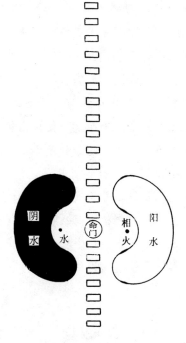

两肾俱属水，左为阴水，右为阳水。以右为命门非也，命门在两肾中。命门左边小黑圈是真水之穴，右边小白圈是相火

之穴。此一水一火，俱无形，日夜潜行不息。两肾在人身中，合成一太极。

云两旁俱是肾，命门在中间，虽非经旨，而其言尚有影响。至分左为阴水，右为阳水。又阴水为真水，阳水为相火。又左一黑圈为真水之穴，右一白圈为相火之穴。种种杜撰支离，真属呓语。按：《甲乙经》脊骨十四椎下有命门穴，脐下二寸亦有命门穴，此穴名也，非真有物如小心者在脊骨之内，为太极也。若穴而必有物可指，将周身七百二十穴，竟有七百二十如小心者耶。

命门在人身之中，对脐附脊骨，自上数下则为十四节，自下数上则为七节。《内经》曰：七节之旁有小心是也。此句出《素问·刺禁论》，云：膈肓之上，中有父母。七节之旁，中有小心。王注云：小心谓真心，神灵之宫室。乃指心包言，似得小字之意。按：《灵枢·邪客》论云：心者，精神之所舍也，其脏坚固，邪勿能容也。故诸邪之在心者，皆在心之包络。可知心藏于内，必有出入之处，别有脂膜结聚于包络之间，形如小心，似有此理。针者中之，即有害，故在刺禁之列，并非表明小心即命门，为十二经之主也。岂可因此《刺禁》中偶及之语，遂以一部《内经》专为小心立论，而天下之病，专治小心则无不愈乎。即晚村亦辨之云曰：父母曰小心，尊卑自见。赵氏单摘此句，是欲以小心为父母之主也，恐与经旨不合。此晚村一隙之明也。

或又问曰：如上所言，心为无用之物耶？古之圣贤，未有不以正心、养心、尽心为训，与医病何干？而先生独外心以言道，恐心外之道，非至道也。余曰：仔细玩经文，自得之矣。经曰：神明出焉。则所系亦重矣，岂为无用哉。盍不观之朝廷乎，皇极殿是王者向明出治之所也，乾清宫是王者向晦晏息之所也。指皇极殿，而即谓之君身可乎？盖元阳君主之所以为应事接物之用者，皆从心上起经纶，故以心为主。至于栖真养息，而为生生化化之根者，独藏于两肾之中，故尤重于肾，其实非肾，而亦非心也。云元阳为君身，心是皇极殿，肾是乾清宫。是君身在皇极殿，则不在乾清宫，在乾清宫，则不在皇极殿，其理甚彰。然则元阳到心，则有心火而无肾火。到肾，则有肾火而无心火。有心火之时，肾惟一团阴顽之气。有肾火之时，心遂为空空荡荡之物。向也以命门为主，今又以命门之君主即心之君主，心之君主即命门之君主，而心与命门皆是空器，皆非君主。前后背谬，真乃随口乱道。非其人有失心之疾者，断不至如此猖狂也。晚村批云：此段语甚活。大抵吕氏之心先死也。

吕氏评曰：自许学士开补脾不如补肾之理，薛院使因之用八味、六味通治各病，通治各病四字，何等不通。病是何物，而可通治耶！赵氏又从薛氏发明其要，一归之命门，一归之八味。益火二字，乃全书之宗旨也。其提阐快当亲切处，有前此所未及者，真立斋之功臣矣。苏氏所谓其父杀人报仇，其子必且行劫，正此之谓也。顾病机传变，辗转相因，治法逆从，浅深异用。赵氏所言，皆穷源返本之论，拨乱救弊，功用甚大。各病有各病之本原，各病有各病之偏弊，若一概用八味一方，则正大乱之道矣。然以之治败证则神效，败证亦有补泻、寒热、虚实、上下之不同，若一概用八味，则八味直是起死之金丹矣。而以治初病则多疏。盖缘主张太过，立言不能无偏，遂欲执其一说，而尽废诸法，亦不可行也。学者识其指归，以明生化斡旋之机，又当详考古今立法相因异用之故，斯为十全。若徒喜其直捷简易以为高，则卤莽灭裂，夭枉无穷，亦非赵氏所以济世之心也。此人直是欺世，亦何尝有济世之心。且彼亦并不料世之尽为所欺，至于如此之贻害，量彼亦深悔于九原也。

阴 阳 论

阴阳之理，变化无穷，不可尽述，姑举其要者言之。夫言阴阳者，或指天地，或指气血，或指乾坤，此对待之理。其实阳统乎阴，天包乎地，血随乎气。故圣人作《易》，于乾则曰大哉，乾元乃统天；于坤则曰至哉，坤元乃顺承天。古人善体《易》义，治血必先理气，血脱益气，故有补血不用四物汤之论。四物汤本为补血而设，谓不得专用则可，谓不用则不可。如血虚发热，立补血汤一方，以黄芪一两为君，当归四钱为臣，气药多而血药少，使阳生阴长。又如失血暴甚欲绝者，以独参汤一两，顿煎服，纯用气药。斯时也，有形之血不能速生，几微之气所当急固，使无形生出有形。血骤脱者，气亦随之而脱，势极危殆，故用补气之药以固之，使不全脱。然后渐用补血之品，以填之、生之，非谓一时之气即能生血也。即气固之后，仍当大补其血而以气药佐之，亦非专补气也。盖阴阳之要，原根于无也。故曰无名天地之始，忽引老子语，甚觉无谓不伦。生死消长，阴阳之常度，岂人所能损益哉。圣人裁成天地之化，辅相天地之宜，每寓扶阳抑阴之微权，方复而先忧。七日之来未济，而预有衣袽①之备。血脱之后，阴已大亏，尚欲抑之，必使全然无阴而后已耶。且既欲抑之，又何必补气以生之。盖扶阳抑阴，又是一义，非补气不补血之谓。若云圣人扶气抑血，成何语耶。总之，此人心理已绝，凡所引证，皆全然不思，随口乱道，本无足责。所恨者，崇信之人耳。防未然而治未病也。现在血脱而将死，此时救之不暇，便欲防其血太盛而成他病耶。神农尝药，按阴阳而分寒热温凉，

---

① 袽：音如，破衣。

辛甘酸苦咸之辨。凡辛甘者属阳，温热者属阳；寒凉者属阴，酸苦者属阴。阳主生，阴主杀，司命者，欲人远杀而就生。甘温者用之，辛热者用之，使其跻乎春风生长之域，一应苦寒者俱不用。《神农本草》上品药中寒热相半。《内经》论司气胜复，宜寒宜热亦相半。历古以来，所传养生方中，寒热温凉亦间杂互用，此有目所共见。乃敢肆然曰：一应苦寒俱不用。此真丧心之语。据所云：则《神农本草》宜只载温热诸品，其余俱编入毒药条内，禁用可也。要之服药原是治病，无病本不必服药。《内经》云：五谷为养，五果为助，五菜为充，毒药攻邪。凡药用之不当而或太过，皆有毒。故古人谓人参、甘草皆能杀人。惟六淫七情有偏胜，则以药救之。且《内经》云：寒者热之，热者寒之，温者清之，清者温之，何等明白！乃不问病之何因，而一概禁寒用热，能不十杀其五耶？不特苦寒不用，至于凉者亦少用。盖凉者秋气也，万物逢秋，气不长矣。服药原为治病而设，并非藉以生长气血也。

天上地下，阴阳之定位。然地之气每交于上，天之气每交于下。故地天为泰，天地为否。圣人参赞天地，有转否为泰之道。如阳气下陷者，用味薄气轻之品，若柴胡、升麻之类，举而扬之，使地道左旋，而升于九天之上。阴气不降者，用感秋气肃杀而生，若瞿麦、萹蓄之类，抑而降之，使天道右旋，而入于九地之下。此东垣补中益气汤，万世无穷之利，不必降也，升清浊自降矣。动笔便自相背谬。据云地天为泰，天地为否，则宜乎阳降而阴升矣。乃反欲升阳而降阴，是欲反泰为否也。据云瞿麦、萹蓄降浊降阴于九地之下，又云不必降也，升清而浊自降矣。种种背谬，总是惯以大言欺人，全不思其中义理，所以如此。须知转否为泰，何等关系，而仅以升、柴、瞿、扁当之，本无是理。且补中益气汤不过因胃阳因湿下陷，以此提出阳分耳。不必著此大话头也。

年月日时，皆当各分阴阳，此其大略也。独甲子运气，《内经》虽备言之，往往不验。当时大挠作甲子，即以本年、本月、本日、本时为始，统纪其数如此，未必直推至上古甲子年、甲子月、日、时为历元也。将千古圣人不易之论，竟决然断定指为无稽之谈尔，知上古甲子确是何年、何月？大挠且不足凭，谁为可凭者耶！小人之无忌惮固不足责，读者见此等荒唐而不骇，亦有丧心之疾者也。《内经》特明气运有如许之异，民病亦有如许之别。如此读《内经》者，不可执泥，譬如大明统历，选择已定，竟将千古阴阳家，言及选择录命占候等书，一味抹杀，翻觉痛快。细思之，不能不哑然失笑也。可信乎，不可信乎。

阳一而实，阴二而虚。盖阴之二，从阳一所分，故曰秉全体。月有盈亏，人之初生，纯阳无阴，赖其母厥阴乳哺，而阴始生。如此说，则小儿止有命门，并无左肾，直待乳哺足方生出左肾来。盖纯阳无阴者，谓小儿正当发生之时，乘初阳之气，生气极旺，犹如四时之春，阳气方张，不必更助其阳。非谓其体中全无阴气也。何得扯合？是以男子二八而精始通，六十四而精已竭。女子二七而经始行，四十九而经已绝。人身之阴，止供三十年之受用，可见阳常有余，阴常不足。前段要扶阳抑阴，此处又要扶阴抑阳，总是随口乱道。况纵欲者多，节欲者少，故自幼至老，补阴之功一日不可缺。此阴字指阴精而言，不是泛言阴血。今之四物汤补阴者误也。补血亦有时必用，何以必不可补。盖补阴、补血、补精，确是三项事，补阴不专指精血言，而精血则皆属阴也。此段议论，专要放出六味来，所以作此地步。

谈阴阳者，俱曰气血是矣。讵知火为阳气之根，水为阴血之根。《易》有太极，是生两仪，两仪生四象，则五行乃阴阳所分，岂有水火反为阴阳之根者。盍观之天地间，日为火之精，故气随之；月为水之精，故潮随之。然此阴阳水火，又同出一根，朝朝禀行，夜夜复命，周流而不息，相偶而不离，惟其同出一根，而不相离也。故阴阳又各互为其根，阳根于阴，阴根于阳，无阳则阴无以生，无阴则阳无以化，从阳而引阴，从阴而引阳，各求其属而穷其根也。世人但知气血为阴阳，而不知水火为阴阳之根，能知水火为阴阳，而误认心肾为水火之真，此道之所以不明不行也。试观之天上金木水火上五星见在，而日月二曜，所以照临于天地间者，非真阴真阳乎？《内经》之论阴阳极为明白，曰：阴阳者，天地之道也，万物之纲纪，变化之父母，生杀之本始，神明之府也。又曰：阳化气，阴成形。又曰：水为阴，火为阳。又曰：阴胜则阳病，阳胜则阴病。又曰：阴阳者，气血之男女也。左右者，阴阳之道路也。水火者，阴阳之征兆也。阴阳者，万物之能始也。故曰：阴在内，阳之守也；阳在外，阴之使也。其言阴阳也，详而且明。故五脏合言之，则心肝阳而肺肾阴。分言之，则五脏各有阴阳，惟肾有两，则左属水而为阴，右属火而为阳。人之元气藏于肾中，肾之阴阳必宜保护，不宜戕贼，比诸脏为尤重，何等明白。乃幻成真假无形有形，根源太极等语，其说愈微妙，愈俚鄙荒唐。意在欺世，实自欺耳！人身心、肝、脾、肺、肾五行具存，而所以运行五脏六腑之间者，何物乎？有无形之相火，行阳二十五度；无形之肾水，行阴亦二十五度。行阳行阴，《内经》指荣卫言，辨见前。而其根则原于先天太极之真，此所以为真也。一属有形，俱为后天而非真矣，非根矣。谓之根，如木之根，而枝叶所由以生也。如此说，则八味、六味之能补真阳、真阴，竟是补太极矣。嗟乎！五脏六腑，孰非有形之体，草根木皮，亦孰非有形之物，不过气性各殊，借以补偏救弊耳，何必过高其论，自投魔境乎！

　　既有真阴真阳，何谓假阴假阳？曰：此似是而非，多以误人，不可不知。如人大热发躁，口渴舌燥，非阳证乎？余视其面色赤，此戴阳也，切其脉，尺弱而无力，寸关豁大而无伦。此系阴盛于下，逼阳于上，假阳之证。余以假寒之药，从其性而折之，顷刻平矣。如人恶寒，身不离复衣，手足厥冷，非阴证乎？余视其面色滞，切其脉涩，按之细数而有力。此系假寒之证，寒在皮肤，热在骨髓。余以辛凉之剂，温而行之，一汗即愈。此亦有不可汗者。凡此皆因真气不固，故假者得以乱其真。阴盛格阳，阳盛格阴，此病变之不同，何得指为真气不固，此亦专欲为用八味地步耳。假阳者不足，而示之有余也。假阴者有余，而示之不足也。此假字又与前真字不对。前所云真者，谓先天真元之气，非后天及诸脏之气耳。此乃以阴盛似阳，阳盛似阴之证。对真而言，则前所云真，乃指热为实热，寒为实寒也。不荒谬之甚乎！总之，真字本不通之至，一身之中，原无所谓假阴、假阳也。既已识其假矣，而无术以投其欲，彼亦扞格而不入。经曰：伏其所主，而先其所因，其始则同，其终则异，可使去邪而归于正矣。

五 行 论

以火言之，有阳火，有阴火，有水中之火，有土中之火，有金中之火，有木中之火。阳火者，天上日月之火，生于寅而死于酉。阴火者，灯烛之火，生于酉而死于寅，此对待之火也。水中火者，霹雳火也。即龙雷之火，无形有雷即有电，何谓无形？而有声，不焚草木，得雨而益炽，见于季春，而伏于季秋。原夫龙雷之见者，以五月一阴生，水底冷而天上热。龙为阳物，故随阳而上升。惊蛰已后，龙已渐升，何待五月？欲迁就己说，遂不顾义理如此。冬至一阳来复，故龙亦随阳下伏，然则冬至以前一阳未生，水底终日寒冷，龙竟日日在天上耶？岂非笑谈。雷亦收声，人身肾中相火，亦犹是也。平日不能节欲，以至命门火衰，肾中阴盛，不节欲，有伤阴者，有伤阳者，何得专指为火衰。若云阴盛则精脱者，必阴虚，岂有阴反盛者耶？龙火无藏身之位，故游于上而不归，是以上焦烦热咳嗽等证。善治者以温肾之药，烦热咳嗽，明系阴虚，温肾药岂可乱投？从其性而引之归原，使行秋冬阳伏之令，而龙归大海，此至理也。奈何今之治阴虚火衰者，以黄柏、知母为君，而愈寒其肾，益速其弊，良可悲哉！滋阴以治虚火，苦寒以治实火，此一定之法。至庸医之误治，原非正法也。

金中火者，凡山中有金银之矿，或五金埋瘗之处，夜必有火光。此金气，非火光也。此金郁土中而不得越，故有光耀发见于外。人身皮毛空窍中，自觉针刺蚊咬，及巅顶如火炎者，此肺金气虚，火乘虚而现，肺主皮毛故也。肺家之火，何得专属皮毛。凡咳嗽声哑，面热气闷，肺痿、肺痈、吐血、消渴，种种大证，皆是肺火之证，而乃遗却，何故？经曰：东方木实，因西方金虚也。既曰肺火，何以又曰肺虚？补北方水，即所以泻南方火。虽曰治金中之火，而通治五行之火，无余蕴矣。

金中之水，矿中之水银是也。水银乃未成之金也，何得指之为水。在人身为骨中之髓，至精至贵，人之宝也。巽木中水者，巽木入于坎水，而上出其水，即木中之脂膏。巽木入坎水，乃是井卦之象，岂木中之水耶？然则凡井中之水皆木中之脂膏耶？欲欺人而又不深思，遂乱道如此。人身足下，有涌泉穴，涌泉属肾，何以指为木中之水。肩上有肩井穴，此暗水潜行之道。凡津液润布于皮肤之内者，皮肤之内，亦非木中之水。皆井泉水也。夫水有如许之不同，总之归于大海。天地之水，以海为宗；人身之水，以肾为源。而其所以能昼夜不息者，以其有一元之乾为太极耳。一元之乾为太极，试看此七字有一字连贯否？醉生梦死之人，谈理谈性，本不足与辨，特无耻已极，为可厌耳。此水中之五行也。明此水火之五行，而土木金可例推矣。

中 风 论

中风之病，愚意谓邪之所凑，其气必虚，外感者间而有之，间字当作五百年间出之间，当专主虚论，不必兼风。明明说是中风，乃非但云不尽是风，并云不必兼风。当时圣人何不竟云纯虚之证，反将五百年间出之病，立为名号，使人因名责实，竟作风病治，误人不浅耶！譬如论中暑病而曰不必兼暑，中寒病而曰不必兼寒，即有之，亦五百年间出之事，岂成说话乎。盖真中风则专以风治，类中风则病各有因，视其所感何因而分别治之，何等明白稳当。要其意专欲以八味、六味二方治此病，则不得不先以此病为纯虚之证也。是何肺肠？

河间、东垣治中风，专治本而不治风，可谓至当不易之论。即名中风，又专治本而不治风，则是本原虚弱之病，不是中风矣。况刘、李之书具在，虽各有所偏，并无专治本不治风之说。岂可诬之。学者必须以阴虚、阳虚为主，自后医书杂出，使后学狐疑不决。阴虚用六味，阳虚用八味，自古并无以此二方治中风者，何尝医书杂出之后，始不专用二方耶。

或问：人有半肢风者，必须以左半身属血，右半身属气，岂复有他说乎？曰：未必然。人身劈中分阴阳水火，男子左属水，右属火。女子左属火，右属水。男子半肢风者，多患左。女子半肢风者，多患右。即此观之，可见以阴虚为主。左右一定之位，何尝以男女而别。盖左属阳而右属阴，男阳女阴，故病亦分属。然亦非尽如此者，若以此为一定之病，则男子患右，女子患左者，又何说耶？

或问曰：当此之时，小续命汤可用乎？曰：未必然。小续命汤，此仲景《金匮要略》治冬月直中风寒之的方，即麻黄、桂枝之变方也。此又乱道，直中风寒四字，已属不接，冬月二字，又是增出。《金匮》第五篇载此方于中风历节条下，乃风痹、风痱之风，与麻黄、桂枝治伤寒伤风者何涉？其方下注云：治中风痱，身体不能自收，口不能言，冒昧不知痛处，或拘急不得转侧。何等明白，曾不一见耶？其间随六经之形证逐一加减，未便可按方统用其全方也。中风之证，虽亦有各经之殊，然亦不过有一二现证，岂如伤寒之凿凿可分者，加减法皆后人所拟，非《金匮》原方所有也。如太阳无汗，于本方中倍麻黄、杏仁、防风。如有汗恶风，于本方中倍桂枝、芍药、杏仁。如阳明无汗，身热，不恶风，于本方中加石膏、无汗不得用白虎，何得反用石膏。知母、甘草。有汗，身热，不恶风，于本方中加葛根、有汗不可更发，何得反用葛根。桂枝、黄芩。如太阳无汗，身凉，于本方中加附子、干姜、甘草。少阴经中有汗无热，于本方中加桂枝、附子、甘草。凡中风无此四证，六经混淆，系于少阳、厥阴，或肢节挛痛，或麻木不仁，每续命汤八两，加羌活四两，连翘六两，此系六经有余之表证，须从汗解。如有便溺阻隔，宜三化汤，或《局方》麻仁丸通利之。虽然邪之所凑，其气必虚，世间内伤者多，外感者少，间而有之，既云邪之所凑，则邪非外感而何？此方终不可轻用。

考补小续命汤

麻黄　人参　黄芩　白芍　防己　桂枝　川芎　防风　甘草　附子　杏仁　石膏　当归

伤　寒　论

伤寒专祖仲景，凡读仲景书，须将伤寒与中寒，分为两门，始易以通晓。伤寒，从来无人以中寒并为一病者，即同一伤寒，亦有伤风、伤寒之不同，况本属两病耶。为因年久残缺，补遗、注释者又多失次错误，幸历代考证者渐明，逮陶节庵《六书》、吴绶《蕴要》二书刊行，而伤寒之理始著。二书却是自开简便门户，不足以发明仲景。仲景书细续本自了然也。予于至理未暇详辨，先将伤寒、中寒逐一辨明，庶不使阴阳二证混乱。此中寒其意，盖指直中阴经之伤寒言。若杂证之中寒，别是一病，非伤寒也，非直中也，乃寒邪太甚入于肌肤、血脉，或内连脏腑，阳气为寒气所束，不能和通，现种种畏寒等证，不依经传变，亦不必尽在冬月，此感冒之至重者。其法以温中散寒为主，亦不得概用辛热之药，使寒气与热气相争而无出路，则立死矣。夫伤寒治之，得其纲领不难。若求之多歧，则支离矣。先以阳证言之，夫既云伤寒，则寒邪自外入内而伤之也。其入则有浅深次第，自表达里，先皮毛，次肌肉，又次筋骨、伤寒之病，不入筋骨。肠胃，此其渐入之势然也。若夫风寒之初入，必行太阳寒水之经，便有恶风恶寒，头疼脊痛之证。寒郁皮毛，是谓表证。三阳皆是表证，何独以太阳为表。若在他经，则无此证矣。三阳亦有兼证。脉若浮紧无汗为伤寒，以麻黄汤发之，得汗为解。浮缓有汗为伤风，用桂枝汤散邪，汗止为解。桂枝汤非止汗之药，乃解肌之药也。伤风自汗，乃邪汗，汗虽出而热仍不已，故用桂枝汤和其营卫，仍令微微出汗而解。此谓之正汗，但不若麻黄之发汗为稍甚耳。若云汗止，则桂枝反为止汗之药，邪风将何从出耶？若无头疼恶寒，脉又不浮，此为表证罢而在中。中者何？表里之间也，乃阳明、少阳之分。脉不浮、不沉，在乎肌肉之间，谓皮毛之下也。然有二焉，若微洪而长，即阳明脉也，外证鼻干不眠，用葛根汤以解肌。脉弦而数，少阳脉也，其证胁痛耳聋，寒热往来而口苦，以小柴胡汤和之。盖阳明、少阳不从标本，从乎中治也。若有一毫恶寒，尚在表，虽入中，还当兼散邪。

过此为邪入里，为实热。脉不浮不沉。沉则按至筋骨之间方是。若脉沉实有力，外证不恶风寒，而反恶热，谵语大渴，六七日不大便，明其热入里，而肠胃燥实也。轻则大柴胡汤，重则三承气汤，大便通而热愈矣。以阴证言之，若初起便怕寒，手足厥冷，或战慄，倦卧不渴，兼之腹痛，呕吐泄泻，或口出涎沫，面如刀刮，不发热而脉沉迟无力，此为阴证。上文说三阳经证，此处便当接三阴传变之证，乃不竟其说，反以直中阴经之证当之，何也？不从阳经传入热证治例，直中阴经，固宜用辛热之品，而阳经传入三阴之证，其间，热极宜凉者固多，如上文，诸寒证亦复不少，即下文理中、姜附等汤，皆仲景治阳经传入阴经之方，未尝为直中阴经设也。更当看外证如何，轻则理中汤，重则姜附汤、四逆汤以温之。由此观之，可见伤寒者，由皮毛而后入腑脏，初虽恶寒发热，而终为热证，传入三阴，亦非尽热证矣。其人必素有火者。有火之人，卒遇大寒，何尝无中寒之病。中寒者直入脏腑，始终恶寒，而并无发热等证，其人必无火者。无火之人，热邪入里，何尝无极热之证。若如此，则仲景当时著《伤寒论》，不必细细分别，只问其人之素体而寒热立辨矣。岂非谵语耶？一则发表攻里，一则温中散寒，两门判然明白，何至混杂，使人疑误耶。此则以传经为阳证，直中为阴证。至传经之三阴证则置而不论，岂传经即直中耶？抑三阴宜温之证亦阳证耶？蒙混已极。

桂枝汤　治太阳经伤风，发热，自汗，恶风。桂枝、芍药、甘草。桂枝汤中姜枣为至要之品。成无己注云：以甘缓之，以辛散之是也。开卷第一方，而五味之中遗去二味，何耶？

葛根汤　赤芍、葛根、葱白、生姜、桂枝、麻黄、甘草、大枣。古时芍药赤白不分，而伤寒方亦从无用赤芍者。彼之改白为赤者，盖俗医每以白芍为收敛之品，不宜用于疏表之方也。然则桂枝汤亦用赤芍耶？葛根汤中并无葱白，《伤寒论》中惟少阴经中白通汤等三四方温散肾邪用之，与阳明无涉也。治阳明胃经目痛，鼻干，不寐。如有恶寒证，本方加麻黄；恶风加桂枝。如正阳明腑病，不恶寒，有汗而渴，当用白虎汤。正阳阳明腑病，是胃家实也，承气汤主之。仲景论之甚明。若白虎则治阳明经汗出烦渴之证，与腑病迥别。此最大关节，经文凿凿，误治立死矣！

小柴胡汤 治少阳胆经耳聋，胁痛，寒热往来，口苦。柴胡、黄芩、甘草。小柴胡只载三味，遗去人参、半夏、姜、枣四味，全不成方，最为怪诞。盖小柴胡之得名，专以有人参也，用大黄则为大柴胡矣。今去人参已失原方之义，况并去半夏之辛散以治烦呕，去姜、枣之甘辛以和营卫，而只此三味，何以治少阳诸证耶？此经无出入路，不可汗下，止有此汤和解之。如兼阳明证，本方加葛根、芍药。如尚有恶寒等证，用大柴胡汤，恶寒，则病尚在表，大黄岂可轻用。惟往来寒热，则可用耳。兼表兼下。

大柴胡汤 表证未除，而里证又急，汗下兼行。柴胡、黄芩、芍药、半夏、人参、大黄、枳实。大柴胡本无人参，偏加入人参。小柴胡原有人参，偏去人参。变乱古方，是何肺肠？

白虎汤 治身热，大渴而有汗，脉洪大者。如无渴者，不可用此药，为大忌。倘是阴虚发热，服之者死。若五六月暑病者，必用此方，又当审其虚实。石膏、知母、甘草、人参、竹叶、糯米。此又蒙混之极者。白虎汤治阳明外热之证，只有石膏、知母、甘草、粳米四味。至烦渴甚者，用白虎加人参汤，又是一方。至于人参、竹叶同用，又是竹叶石膏汤中之药，俱不得竟指为白虎汤也。至以糯易粳，尤为不典。

小承气汤 治六七日不大便，腹胀满闷，病在太阴。无表证，汗后不恶寒，潮热狂言而喘者，此又大误害人者。太阴病皆属寒邪，《伤寒》太阴全篇无纯用寒下之法，即有用大黄者，亦与桂枝同用，谓之温下，一用寒凉必毙，此第一大关节也。乃以此为太阴之药，岂不误极。盖小承气乃阳明正药，正与太阴相反，况太阴病岂有汗后潮热、狂言等证？真乃自得狂疾，发此狂谈也。大黄、厚朴、枳实。

大承气汤　治阳明、太阴谵语，太阴无用承气法，辨在前。五六日不大便，腹满烦渴。并少阴舌干口燥，日晡发热，少阴并无日晡发热之证，日晡发热者，阳明也。脉沉实者，大黄、厚朴、枳实、芒硝。

四逆散　治阳气亢极，此是热邪渐深至于少阴，壅遏经络，故用此以宣通之。若云阳气亢极，则惟有急下之法，四逆诸品何能愈之。故成无己云：邪在三阳则手足热，在太阴则手足温，在少阴则热渐深，手足逆而不温也。用四逆散以散传经之热，此为正解。血脉不通，四肢厥逆，在臂胫之下。若阴证，则上过乎肘，下过乎膝，以此为辨也。柴胡、芍药、甘草、枳实。

仲景《伤寒论》中诸方字字金科玉律，不可增减一字。犹之录六经四子语①，岂可擅自删改，将杜撰之语乱入耶？惟临病增减，未尝不可因证出入。若抄录古方，先为变易，仍指为某方，则大乱之道矣。此人凡引录唐宋诸方，皆非原本其方，本非圣经，姑不置辨。乃汉以前诸方，历古无人敢易一字，而错误如此，则后人以伪传伪，全失制方之义，为害不小矣。

初病无热，便四肢厥冷，或胸腹中满，或呕吐，腹满痛，下痢，脉细无力，此自阴证受寒，即真阴证，非从阳经传来，

---

①　四子语：四子指孔子、曾子、子思、孟子。四子语指《大学》《中庸》《论语》《孟子》四书，为四子的言行录。

便宜温之，不宜少缓。经云：发热恶寒者，发于阳也。无热恶寒者，发于阴也。治宜四逆汤。此又乱道之至者。发热二句，《伤寒论》开卷即载，乃指伤风、伤寒而言，人人皆见，何尝以无热句为阴证耶？无热恶寒乃太阳经，宜麻黄汤发汗之证，四逆汤乃太阴、少阴经，宜温里之证，远隔三四经，将治宜四逆汤连属上文，治正相反，一投即毙，可恨极矣。腹满腹痛，皆是阴证，只有微甚不同，治难一概。腹痛不大便，桂枝芍药汤；腹痛甚，桂枝大黄汤。此又杀人之术也。仲景治太阴条中云：大实痛者，桂枝大黄汤主之。此乃传经热邪，陷入太阴，故兼表兼下。若以之治直中纯寒之证而用大黄，则寒邪益陷而下脱，其危可立待也。若自利腹痛，小便清白，宜温中。理中、四逆，看微甚用，轻者五积散，重者四逆汤。无脉者，通脉四逆汤，使阴退而阳复也。

予又有说焉，若读伤寒书，而不读东垣书，则内伤不明，而杀人多矣。读东垣书，而不读丹溪书，则阴虚不明，而杀人多矣。读丹溪书而不读薛氏书，则真阴真阳不明，而杀人亦多矣。此又随口乱道矣。岂有仲景不知内伤，东垣不知阴虚之理？至真阴真阳则尤为邪说。从古无真阴真阳之论，此乃薛氏自创之邪说。已前诸公岂能预料后世有创造邪说之人，而先讲明之耶？盖仲景论伤寒，则说伤寒，伤寒中何得以内伤立论？东垣论内伤，则说内伤，内伤中何得以阴虚立论？丹溪论阴虚，则说阴虚，阴虚中何得以真假立论？彼所谓真者，指肾中之阴阳也。然谓五脏各有阴阳则可，谓肾为真，余为假则不可。东垣曰：邪之所凑，其气必虚，世间内伤者多，外感者间而有之。此间字当作五百年间出之间，甚言其无外感也。明明云邪之所凑，乃云非外感，则邪是何邪，凑将安凑耶？若五百年间出之间，则是千中无一。直云内伤中无伤寒可矣，何以又入伤寒条内耶？东垣《脾胃论》与夫《内伤外感辨》，深明饥饱劳逸发热等证，俱是内伤，悉类伤寒，切戒汗下。东垣原指内伤之类伤寒者，不可从伤寒治，并非指天下之伤寒，皆内伤也。引书失旨，自误误人。以为内伤多，外感少，只须温补，不必发散。外感多而内伤少者，温补中少加发散，以补中益气汤一方为主，加减出入。如内伤兼伤寒者，以本方加麻黄；兼伤风者，以本方加桂枝；兼伤暑者，本方加黄连；兼伤湿者，本方加羌活。查东垣《脾胃论》调中益气条下，并无此等加减法，不知出于何书。当时方法之乱，原自东垣启其端，然尚不至如此之甚。总之，治病必求其本，一病自有一方，自然随手皆效。必立一方以治尽天下之病，开简便之路，为下愚立法，则必自陷于下愚之境。盖医者，人命所关，固至难极重之事，原不可令下愚之人为之也。实万世无穷之利，东垣特发明阳虚发热之一门也。阳虚发热，从来所无。经云：阳虚生外寒。未闻阳虚反发热者。若阳虚外越之证，则又是一类，正与补中益气治法相反，投升柴即死也。然世间真阴虚而发热者，十之六七，亦与伤寒无异，伤寒，桂枝、麻黄二证俱在，岂有阴虚发热而类此者。真怪谈也。反不论及，何哉？今之人一见发热，则曰伤寒，须用发散，发散而毙，则曰伤寒之法已穷奈何。岂知丹溪发明之外，尚有不尽之旨乎！予尝于阴虚发热者，见其大热面赤，口渴烦躁，与六味地黄大剂，一服即愈。若系有外邪者，服六味未必即死，而病必无愈期。余见此等误治而迁延以死者，不可胜计，所以痛心疾首而批此书。若其偶愈者，则必其邪气甚微，兼有浮火之人耳。如见下部恶寒足冷，上部渴甚燥极，或欲饮而反吐，即于六味汤中加肉桂、五味，甚则加附子，冷饮下咽即愈。此阳虚之证，附、桂原不禁用。但或邪气未尽，则熟地、五味、萸肉俱能留邪为害也。且举伤寒口渴一证言之，邪热入于胃腑，消耗津液故渴，恐胃汁干，急下之以存津液。其次者，但云欲饮水者，不可不与，不可多与，并无治法，纵有治者，徒知以芩、连、知、柏、麦冬、五味、天花粉，甚则石膏、知母以止渴，此皆有形之水以沃无形之火，安能滋肾中之真阴乎？若以六味地黄大剂服之，其渴立愈，何至传至少阴，而成燥实坚之证乎！口渴宜下有二证，一则热邪在阳明，一则热邪传少阴，下之所以驱邪使出也。若以熟地、萸肉补之、敛之，安有不死者？况六味为肾经滋补之药，当邪火未入少阴之时，反引入少阴，使邪气敛藏而无出路，从此之后虽小疾亦无愈期，而多变证矣。近日庸医凡遇有邪而用此药者，以后百药不效。不咎其用六味之害，反以为曾用过六味而犹不效，真绝证也。呜呼！伤哉。既成燥实坚之证，仲景不得已而以承气汤下之，此权宜之霸术，然谆谆有虚人、老弱人之禁，故以大柴胡代之。八味汤即仲景之方也，去桂、附而为六味，谅亦可深思而得之，乃计不出此而造承气之霸术，又自知此方之为害，造大柴胡代之，仍就不离大黄等峻药，其讥讪仲景之愚昧，误人如此。呜呼！下愚之无忌惮，至于此极。真病狂之人本不足与辨，所以辨者，为天下有一隙之明者，亦为所惑而不察也。陶氏以六一顺气汤代之，岂以二汤为平易乎？代之而愈，所丧亦多矣。况不愈者十之八九哉。又一不知六味者。当时若多用六味地黄饮子，大剂服之，取效虽缓，其益无穷。果系伤寒，死不旋踵耳。况阴虚发热者，小便必少，大便必实，其上证口渴烦躁，与伤寒无异。云与伤寒无异，则实非伤寒矣，前后背谬如此。彼之承气者，不过因亢则害，下之以承真阴之气也。真阴之气，如何承？梦话也。予今直探其真阴之源而补之，如亢旱而甘霖一施，土木皆濡，顷刻为清凉世界矣，何不可哉。况肾水既虚矣，复经一下之后，万无可生之理，如果肾虚之证，则绝不是伤寒，仲景从未尝以承气治虚劳。如系伤寒，则仲景当日用承气亦不一矣，竟无一生者耶。慎之慎之。吾为此惧，故于补天要论中详言之。

103

合而言之，真知其为阳虚也，则用补中益气汤。阳虚者最惧越上为害，反用升、柴以提之，乃速之死也。东垣制此方，为胃阳下陷而设，非泛指阳虚也。如此误解，即东垣亦不瞑目于地下矣。真知其为阳虚直中也，则用附子理中汤。真知其为阴虚也，则用六味肾气汤。如有邪不得用。真知其为阴虚无火也，则用八味肾气汤。有邪亦不得用。其间有似阴似阳之假证也，则用寒因热用之法从之，不可少误。惟以补正为主，不可攻邪，正气得力，自然推出寒邪，汗出而愈。前此泛说不辨邪之有无，已属糊涂。此处直云不可攻邪，竟不论何经伤寒，只将六味、八味二方大剂与服，使熟地、桂附等，发汗而愈，将仲景当日一片苦心，千年奉为章程者，一齐抹却。下愚之无忌惮至此而极，可悲也夫。攻之一字，仁人之所恶也。养奸养盗，仁政然乎？百战百胜，战之善者也。不战而屈人之兵，善之善者也。故曰：善战者服上刑。伤哉仲景，杀无赦矣。

吕氏曰：正气得力二句，灼然妙理，与景岳论参看，更明自然二字妙甚，从东垣补中益气论来。此等绝灭天理之谈，独有会心赞叹如此，其肺肠亦不可问矣。

温 病 论

治温病者将如何？予有一法。经曰：不恶寒而渴者是也。不恶寒，则知其表无寒邪矣。曰渴，则知其肾水干枯矣。温病非少阴之证，且渴者多属阳明。何以知其必肾干也。盖缘其人素有火者，冬时触冒寒气，虽伤而亦不甚，惟其有火在内，寒亦不能深入，所以不即发，而寒气伏藏于肌肤，温是天气，非指人之本体也。如此说，将无火之人入春便变为寒病耶？是何等人一定生何等病矣？自冬至三、四月，历时既久，火为寒郁于中亦久，将肾水熬煎枯竭。从无外感之邪，藏于肾中半年而发者。盖甲木，阳木也，藉癸水而生。肾水既枯，至此时强，木旺无以为发生滋润之本，故发热而渴，非有感冒也。明明说是冬时触冒寒气，又云非有感冒。何前后矛盾也。海藏谓新邪换出旧邪，非也。换字何等不通。若复有所感，表又当恶寒矣。予以六味地黄滋其水，以柴胡辛凉之药舒其木郁，随手而应，此方活人者多矣。柴胡为少阳疏散之药，加入肾经滋补药中，将引六味入少阳耶？将并柴胡纳入少阴耶？制方之义已绝。彼曾驳人参不可入六味中，乃柴胡反可入六味，真丧心之谈也。予又因此而推广之。凡久时伤寒者，亦是郁火证，既是伤寒，何云郁火？若其人无火，则为直中矣。有火者变为温病，无火者便是直中，天下竟无传经正伤寒矣。且直中是至险之证，岂可派定无火人必患此耶。惟其有火，故由皮毛而肌肉而腑脏。伤寒无不由皮毛入者，岂必有火之人为然。今人皆曰寒邪传里，寒变为热。既曰寒邪，何故入内而反为热，又何为而能变热耶？不知即是本身之火，为寒所郁而不得泄，一步反归一步，日久则纯热而无寒矣。所以用三黄解毒，解其火也，升麻、葛根即火郁发之也，三承气即土郁夺之，小柴胡汤木郁达之也。此理甚简而易，只多了传经、六经诸语，支离多歧。伤寒传经之说，自《内经·热论》及仲景《伤寒论》诸书相传以来，数千年守之不变，浅学不能全窥，少有所误，非杀人即寡效，然无有能出范围者。今乃敢肆然以为无传经、六经等法，且讥讪古圣以为支离多歧。此天理绝灭之谈，原无足辨，但恐世之崇信者，终无悟日，故又不能已于言也。凡杂证有发热者，皆有头疼项强，目痛鼻干，胁痛口苦等证，何必拘为伤寒，局伤寒方以治之也。杂证原不必定伤寒法，但伤寒诸方加减出入，杂证所不能外，惟六味则断断无治杂感之理也。余于冬月正伤寒，独麻黄、桂枝二方作寒郁治。郁亦增出。其余但不恶寒者，作郁火治。郁火另是一证，非伤寒类也。此二语专为欲用逍遥散而设。此不佞之创论也。闻之者，孰不骇然吐舌。及阅虞天民《医学正传》伤寒篇云有至人传曰：传经伤寒是郁病。如此乱道，不知是何等至人。余一见之，不觉窃喜，以为先得我心之同然。及考之《内经》，帝曰：人伤于寒而传为热，何也？岐伯曰：寒气外凝，内郁之理，之理二字，何等文理？腠理坚致，玄府闭密，则气不宣通，湿气内结，与湿何涉？中外相薄，寒盛热生，寒极生热，改为寒盛热生，便不接。故人伤于寒，转而为热，汗之则愈，则外凝内郁之理可知。观此而余以伤寒为郁火者，不为无据。故特著郁论一篇。此伪造《内经》，又怪异之极者。《内经·热论》云：人之伤于寒也，则为病热，热虽甚不死。其两感于寒而病者，必不免于死。帝曰：愿闻其状。下文岐伯即以伤寒传经及两感病状分别言之，明白详悉，何尝有外凝内郁等语。伪造经文无忌惮已极。至云传而为热，尤不懂人事。盖伤寒第一日在太阳，即已发热不必传也，故本经名为《热论》。今改则字为传字，彼固不知寒之何以为热，所以上文造出有火、无火等邪说也。

郁 病 论

《内经》曰：木郁则达之，火郁则发之，土郁则夺之，金郁则泄之，水郁则折之。然调其气，过者折之，以其畏也，所谓泻之。《内经》五法之注，乃出自张子和，非启玄旧文，故多误。无稽之谈随口而出，可怪。予既改释其误，又推广其义，以一法代五法，自古从无一法可代几法者。若尔，此书何止可代五法，直以六味、八味代尽自古以来万病万法也。神而明之，屡获其效，故表而书之。盖东方先生木，木者生生之气，即火气。空中之火，附于木中，木郁则火亦郁于木中矣。在木中，则非空中矣。不特此也，火郁则土自郁，土郁则金郁，而水亦郁矣。然则非五郁，乃一郁也。此五行相因自然之理，惟其相因也，予以一方治其木郁，则诸郁皆因而愈。一方者何，逍遥散是也。方中惟柴胡、薄荷二味最妙。盖人身之胆木乃甲木，少阳之气，何以只是胆，不是肝？气尚柔软，象草穿地，始出而未伸，此时被寒风一郁，何以郁必由寒风？即萎软抑遏，而不能上伸。不能上伸，则下克脾土，而金水并病矣。何以一病并皆病？惟得温风一吹，郁气即畅达。盖木喜风，肝为风脏，最恶者风，反云喜风。风摇则舒畅，若寒风则畏矣。温风者，所谓吹面不寒，杨柳风也，木之所喜也。柴胡、薄荷辛而温者。柴胡、薄荷正驱风之药，非即风也。真乃乱道。惟辛也故能发散，温也故入少阳，立方之妙如此。其甚者，方中加左金丸。左金丸止黄连、吴茱萸二味。黄连但治心火，吴茱萸气燥，黄连独非寒药乎？且肝最畏燥者，以风为燥气。又燥能伤血也。肝之气亦燥，同气相求，故入肝以平木。同气相求，如何反能平之？木平则不生心火，火不刑金，而金能制木。不直伐木，而佐金以制木，此左金之所以得名也。此又法之巧者，然犹未也，一服之后，继用六味地黄加柴胡、芍药，服之以滋肾水，俾水能生木。此处又要生木，前后颠倒。如此倘生木而心火又旺，消烁肺金，左金又无用矣。其意专为要用六味，而郁证六味断断难下，所以立出生木一法来，则六味又为必用之方。作伪心劳亦可怜也。逍遥散者，风以散之也。地黄饮子者，雨以润之也。木有不得其天者乎，此法一立，木火之郁既舒。木不克脾土，且土亦滋润无燥熇之病，金水自相生，予谓一法可通五法者如此。必牵连说下方，可一法代五法，否则又要立一方矣。岂惟是哉，推之大之，千之万之，其益无穷。凡寒热往来，似疟非疟，恶寒恶热，呕吐吞酸，嘈杂胸痛，胠胁痛，小腹胀闷，头晕盗汗，黄疸，瘟疫，疝气，飧泄等证，皆对证之方也。一法可代诸杂病法。推而至于伤风、伤寒、伤湿，除直中，凡外感者，俱作郁看，一法可代伤寒诸法，余所谓不但一法可代五法，凡天下万病万法，俱可代者，诚然哉？诚然哉？嗟乎！古人治病，不但病名之异者各有治法，即一病之中亦千头万绪，种种各别，乃竟以一方了之，真丧心病狂之人也。以逍遥散加减出入，无不获效。如小柴胡汤、四逆散、羌活汤大同小异，然不若此方之响应也。神而明之，变而通之，存乎人耳。所谓神明变通者，总用六味也。倘一服即愈，少顷即发，或半日或一日又发，发之愈频愈甚，此必属下寒上热之假证。郁病本无此等似热实寒之证，其所以又转此语者，专为要用八味也。此方不宜复投，当改用温补之剂。如阳虚，以四君子汤中加温热药；阴虚者则以六味汤中加温热药。甚者尤须寒因热用，少以冷药从之。用热药冷探之法，不则拒格不入，非惟无益，而反害之。病有微甚，治有逆从，玄机之士，不须予赘。

古方逍遥散 柴胡、薄荷、当归、芍药、陈皮、甘草、白术、茯神。

吕氏曰：六味加柴、芍，亦立斋法也，合逍遥散，谓肾肝同治。但立斋去芍药，赵氏单用芍药为不同。二方同用，万无此理。薛氏本庸医之首，经此二人一表章，尤误之无尽也。

吕氏又曰：以加味逍遥散、六味丸治郁，自薛长洲始也，邪说之宗。然长洲之法，实得之丹溪。越鞠之芎劳，即逍遥之归芍也；越鞠之苍术，即逍遥之白术也；越鞠之神曲，即逍遥之陈皮也；越鞠之香附，即逍遥之柴胡也；越鞠之栀子，即逍遥之加味也。但越鞠峻而逍遥则和矣，越鞠燥而逍遥则润矣。此则青出于蓝，后来居上，亦从古作述之。大凡如东垣之补中益气，比枳术万全无弊矣。然岂可谓枳术之谬，而禁不用哉。此段议论，不但明末庸医之技量尽见，而吕氏之分毫不晓，亦和盘托出矣。古人治病，一病有一病之方，一方有一方之药，一药有一药之性。一药增损，方名即别。七情六淫，各有专治。譬如父子、夫妇，有天生者，有配合者，分毫不可假借。肉桂不容易以附子，黄连何得以易石膏，此医道之所以难也。今云：此药即可当某药。倘有人曰：某人即我之父也，某人即我之夫也，人尽以为乱伦矣。为此说者，于古人治病之法，立方之义，用药之妙，何尝梦见哉！

卷 二

论 血 证

六淫中虽俱能病血，其中独寒气致病者居多，寒气致病，亦间有之，偏要以此为主，是何肺肠？何也？盖寒伤荣，风伤卫，自然之理。又太阳寒水，少阴肾水，俱易以感寒。一有所感，皮毛先入。肺主皮毛，水冷金寒，肺经先受。血亦水也，故经中之水与血一得寒气，皆凝滞而不行，咳嗽带痰而出。问其人必恶寒，切其脉必紧，视其血中间必有或紫或黑数点，此皆寒淫之验也。以上数证，热极之病何尝无之，一误则立毙矣。医者不详审其证，便以为阴虚火动，而概用滋阴降火之剂，病日深而死日迫矣。余尝用麻黄桂枝汤而愈者数人，皆一服微汗而愈。盖汗与血一物也，夺血者无汗，夺汗者无血。此二语出《灵枢·营卫生会论》，专为汗血一类，故脱血之人不可再发其汗，汗多之人不可再去其血。乃反引为脱血者，必要出汗之证。其颠倒至于此极，而吕氏偏以至理二字赞之。痴人说梦，深信不疑，真可怜也。余读《兰室秘藏》而得此意，因备记以广其传。

麻黄桂枝汤 人参、麦冬、桂枝、当归、甘草、黄芪、白芍、五味子。此方出东垣《兰室秘藏》治吐血门，寒郁为火而得吐血证者，仍从表散，原有此理，但亦须有先后次序。即使一方之中欲兼顾本原，亦须择其两不相碍。古人曾有合用者，用之始不害制方之义。乃散者敛者，寒者热者，上者下

者，轻者重者，表者里者，燥者润者一齐并用，将使此剂何所
适从哉！盖药味既乱，生人固难，杀人亦不易。服之，人或不
至于死而竟愈，亦间有之。但古圣立方，原有定法，最为严
谨。至唐人专重药性，规矩略宽，然古法仍不甚失，至宋末犹
有存者。自东垣出而法度乃遂荡然，特功夫颇深，自成一家，
推崇已久，有言不信。惟愿天下后世将《内经》及《金匮》、
《伤寒》等书，沉潜参究，有得于心，自能明辨其是非也。

　　客曰：吐血可用辛热，为扶阳抑阴，始闻命矣。然复有真
阴真阳之说，可得闻乎？曰：世之言阴阳，气血尽之矣。谁则
云然？岂知火为阳气之根，水为阴血之根乎。阴阳属二气，水
火属五行，岂有二气反根五行者。吾所谓水火又非心肾之谓，
人身五行之外，另有一无形之火、无形之水，流行于五脏六腑
之间。阴阳二气，《内经》言之不一。谓之气，自然无形，谓
之水火，则有形矣。乃又云无形之水火，故作玄妙之谈以欺
世，其实只见其支离耳。惟其无形，故人莫知。试观之天，日
为火之精，故气随之。月为水之精，故潮随之。日月未尝无
形。如星家看五行者，必以太阳、太阴为主，然此无形之水
火，又有一太极为之主宰，将辛热之药补太极，恐尚远涉。则
又微乎微矣。此天地之正气，而人得以生者，是立命之门，谓
之元神。无形之火，谓之元气；无形之水，谓之元精。寄于两
肾中间，故曰：谁如此乱道？五脏之中，惟肾为真。余脏皆
假，有是理乎？此真水、真火，真阴、真阳之说也。又问曰：
真阴真阳与血何干乎？曰：子但知血之为血，而不知血之为水
也。人身涕、唾、津、液、痰、汗、便、溺，皆水也。独血之
水，随火而行，故其色独红。肾中之真水干，则真火炎，血亦
随火而沸腾。肾中之真火衰，则真水盛，血亦无附而泛上。从
未闻有真水盛而得病者。火无附而升，理之所有，水亦无附而
升，非笑谈乎！水之为物，何必有附也。惟水火奠其位，而气

111

血各顺布焉，故以真阴真阳为要也。

薛立斋遇张东谷谈命时，出中庭吐血一二口，云：久有此证，遇劳即发。余意此劳伤肺气，其血必散，视之果然，与补中益气汤，加门冬、五味、山药、熟地、茯神、远志，服之而愈。吕氏云：此证今人必混入归脾矣。看古人分明不苟处。劳伤肺气吐血，用归脾汤间或有之，但断断不用补中益气耳。况补中益气汤中门冬、五味、熟地与升、柴同用，惟薛氏效法东垣者有之，于古人制方之义全失。谬种流传，至赵氏等而极，真堪痛心者也。或云：既如此不通，何以服之有效？盖制方与选药原属二道，苟其药不尽与病相反，一味合宜，即有小效。但药是而不成方，或不能速愈，或不能全愈，或愈而有弊耳。非谓制方无法，人参竟不补，附子竟不热也。惟急证、危证、大证、奇证，紧要关头而制方有乖，则徒有害而无益。学者岂可因其有小效，而遂奉为章程耶。且安知无阴受其害而不觉者，亦安知无明受其害而讳言者。

论八味丸

八味丸 治命门火衰，不能生土，致脾胃虚寒，饮食少思，大便不实，下元衰惫，脐腹疼痛，夜多漩溺等证。熟地、山药、山萸、丹皮、茯苓、泽泻、肉桂、附子。按：八味载于仲景《金匮要略》中，凡五见：一见于第五篇，云治脚气上入少腹不仁。再见于第六篇，云虚劳腹痛，少腹拘急，小便不利者，八味肾气丸主之。三见于第十二篇，云夫短气有微饮，当从小便去之，肾气丸主之。四见于第十三篇，云男子消渴，小便反多，饮一斗，小便亦一斗，肾气丸主之。五见于第廿二篇，云妇人转胞，不得溺，但利小便则愈，肾气丸主之。观此五条，皆泻少腹膀胱寒湿之疾为多。盖肾者，水脏，凡水病皆归之，故用茯苓、泽泻、山药等利水之药。而肾虚恶燥，故又用熟地、萸肉等滋敛之药。又水为寒邪，故用附、桂等助阳通痹之药，相济而相成。总以通肾气，利小便为主，此八味之正义也。孰知赵氏竟以之为补先天真火，并能补太极之方。不但仲景之所不料，即自古造方者亦不料也。又按：古法只有干地黄、生地黄，并无熟地黄。熟地黄乃后人制法，以之入滋补下焦药中颇为得宜。若入汤剂及凉血等药，甚属不合。盖地黄专取其性凉滑利，熟则腻滞不能流行矣。况外感未消，痰火未除，一概用熟地为害尤甚。加减不依易老，亦不效。今人有加人参者，人参乃是脾经药，到不得肾经。人参不可加，柴胡独可加乎？有加黄柏、知母者，有欲减泽泻者，皆不知立方本意也。加知、柏不知立方之本意，加柴胡独知立方之本意乎！

113

水 火 论

坎，乾水也，气也，即小而井，大而海也。兑，坤水也，形也，即微而露，大而雨也。井、海之水为气，雨、露之水为形，成何说话。一阳陷于二阴为坎。坎以水气潜行地中，坎为水，何以云坎以水气？为万物受命根本。故曰润万物者，莫润乎水。一阴上彻于二阳为兑。兑以有形之水，普施于万物之上，兑，泽也，如何普施万物之上。为资生之利泽。故曰：说万物者，莫说乎泽。明此二水，可以悟治火之道矣。心火者，有形之火也；相火者，无形之火也。无形之火，内燥热而津液枯。然则命门之真火害人如是耶。以五行有形之兑水，制之者权也。兑水是身中何物？如何是制之之法？吾身自有上池真水气也，无形者也。以无形之水，沃无形之火。无形之水又是身中何物？如何是沃之之法？一味胡言，即彼亦不能自解也。常而可久者也，是为真水真火。升降既宜，而水火既济矣。医家不悟先天太极之真体，又说到太极，更渺茫矣。不穷无形水火之妙用，而不能用六味、八味之神剂者，其于医理尚欠大半。上文说乾、说坤、说坎、说兑，以及有形、无形、真水、真火、太极、真体，何等广大渊微，不知有何等出神入化之治法，乃竟不过六味、八味二方。而八卦、太极之道，已无不贯串，通天彻地学问，只要记此二方足矣。岂非梦境？

六味丸说

六味丸 治肾虚作渴，小便淋秘，气壅痰涎，头目眩晕，眼花耳聋，咽燥舌痛，腰腿痿软等证，及肾虚发热，自汗盗汗，便血诸血，失音，水泛为痰之圣药，水泛为痰，是湿在上焦矣。岂熟地、萸肉所能治。血虚发热之神剂。又治肾阴虚弱，津液不降，败浊为痰，岂酸湿所宜。或致咳逆。萸肉、熟地亦非治咳之药，将痰火补住，永成劳怯矣。又治小便不禁，收精气之虚脱，为养气滋肾，制火导水，使机关利而脾土健实。熟地、萸肉岂健脾之品？熟地、萸肉、山药、丹皮、茯苓、泽泻。地黄、山药、泽泻皆润物也。此方所补之水，无形之水，六味有形之药，何以能补无形之物？愈说得高妙，愈浅陋矣。物之润者亦无形，此又乱道之至者，何以物之润者皆无形，然则天下有形之物，皆极燥者耶？故用之。

吕氏曰：明·薛新甫治阴虚火动，用丹溪补阴法不验者，以六味代之立应。自此以来，为补阴之神方矣。赵氏得力于《薛氏医案》，而益阐其义，触处旁通，外邪杂病，无不贯摄，外邪杂病，一方治尽。稍有知识者，决不为此言。而六味之用始尽。然赵氏加减之法甚严，又稍异于薛氏。高鼓峰尝详论两家加减之法，而附以己意，吕氏之学，实得之高鼓峰，高鼓峰则首宗赵氏之人也。吕氏因信高之故而信赵，天下之人又因信吕氏选时文、讲性理之故，而并信其医。且只记两方可治尽天下之病，愚夫又甚乐从，贻害遂至于此极。所以罪首祸魁，高不能辞，而承流扬波，吕之造孽更无穷。世所刻《鼓峰心法》、《高吕医案》等书，一派相承，辨之不胜其辨。知赵氏之谬，则余者自能知之矣。以授其门人，甚辨，今述之左。

六味丸，薛氏一变而为滋肾生肝饮，用六味减半分两，而加柴胡、白术、当归、五味，合逍遥而去白芍药，加五味，合都气意也。柴胡、白术自是二药，何以见得必定是逍遥、都气中来，而云合也。以生肝故去芍药，而留白术、甘草以补脾。六味方中，何以容得补脾药？补脾者，生金而制木也，以制为生，相生之法，别是一义，不得如此讲。若云白术补脾生金而制木，远隔几脏，则六味补肾，即便生肝。奈何，奈何。天地

自然之序也。又一变而为人参补气汤，其义愈变化无穷，真游龙戏海之妙。去泽泻而加参、芪、术、归、陈皮、甘草、五味、门冬。参、芪、术、陈，又如何得合六味？夫白术之与六味，其化相反，焉得合之？曰：从合生脉来，生脉中无白术，且何以知其必从此来耶？则有自然相通之义。借茯苓以合五味异功之妙，止一茯苓，何以即是异功？用当归、黄芪以合养血之奇。其不用泽泻者，盖为发热作渴，小便不调，则无再竭之理。理无则竭，便当急生，云生脉，则非生小便也。生脉之所由来，既当生脉，异功之可以转入也。且水生高原，气化能出，肺气将败，故作渴不调，此所以急去泽泻，而生金滋水，复崇土以生金，其苦心可不知哉。枉劳苦心。又一变而为加味地黄丸，又名抑阴地黄丸，阴如何放肆，而必欲抑之。加生地、柴胡、五味，复等其分，愈出愈奇矣。柴胡从逍遥散，生地从固本来，五味仍合都气。一方自是一方，一药自是一药，除两方合并名曰偶方之外，绝无可以牵连之道。乃必指方中某药从某方来，则六味之中熟地从何方来，萸肉从何方来耶。其

曰耳内痒痛，或眼昏痰喘，或热渴便涩，而总为肝肾阴虚，则知其阴虚半由火郁而致也。柴胡以疏之郁火，非生地不能凉，用五味仍泻丁以补金，补金以生水也。曰抑阴非疏不可，疏之所以抑之，生地凉血，便有泻义，泻之所以抑之也。生地又是泻阴之药，非但前后背谬，更是千古怪谈。又一变而为九味地黄丸，以赤茯苓换白茯苓，加川楝子、当归、使君子、川芎。此更怪之怪者。使君子治小儿疳虫，疳虫俱在肠胃之中若同六味入肾，将疳虫已入肾耶？又川芎乃升提之品，将提六味于何处耶？抑欲令川芎亦入肾也？尽是直泻厥阴风木之药，仍是肝肾同治之法。缘诸疳必有虫，皆风木之所化，肝有可伐之理，但伐其子则伤其母，故用六味以补其母。去泽泻者，肾不宜再泄也。赵氏则以为六味加减法须严，其善用六味，虽薛氏启其悟端，而以上变化，概未透其根底，故尽废而不能用。见其能合当归、柴胡，而去芍药，则反用芍药为疏肝益肾，此则其聪明也。乃谓白术与六味，水土相反，人参脾药不入肾，此二句乃赵氏一隙之明，但不知柴胡又何以可合六味耳。其论亦高简严密。然细参薛氏，毕竟赵氏拘浅，薛氏诸变法似乎宽活，然其实严密。学者当善悟其妙，薛氏诸加减法昏愦已极，赵氏之不尽从之，亦非必能知其谬也。其意盖以为六味一方，不必多用加减之法，而已无病不治耳。然其以薛之加减为未当，不可谓其无一隙之明。乃吕氏又不以为然而转崇薛氏，则其昏愦更甚于赵矣。古人制方之法，有上下、大小、燥湿、寒热、缓急、补泻、内外、升降、气血、阴阳、轻重、奇偶种种不同，丝毫不可假借。其间亦有并用之法，然必其经络相通，虽相反而实相济。又必先圣方中曾有合用者，乃可加入，否则即为杜撰。其云从某方某方来，更属可笑。夫一药乃万方所共，安见此味必根于某方。如有人作文，自注云：此也字从某书来，此者字从某文来，岂不令人喷饭耶。吕氏述其说而称之，我不慨薛氏而慨吕氏矣。而以意通之。大旨以肝肾为主，而旁救脾肺，则安顿君相二火不必提起，而自然帖伏矣。乱道一篇，到底是说何病？糊涂至此，其心殆如粪土矣。

八味丸说

君子观象于坎，而知肾中具有水火之道焉。夫一阳居于二阴为坎，此人生与天地相似也。今人入房盛，而阳事易举者，阴虚火动也。阳事先痿者，命门火衰也。真水竭，则隆冬不寒。真火息，则盛夏不热。《素问·调经论》云：阳虚则外寒，阴盛则内热。阳盛生外热，阴盛生内寒。盖阴阳或偏，则畏寒畏热，此之谓病。若隆冬不寒，盛夏不热，则是阴阳充足之候，去天神不远矣。岂反是真水真火已竭，为将死之人乎？是方也，熟地、山萸、丹皮、泽泻、山药、茯苓，皆濡润之品，泽泻、茯苓、丹皮，俱不得为润药。所以能壮水之主。肉桂、附子辛润之物，能于水中补火，所以益火之原。水火得其养，则肾气复其天矣。益火之原，以消阴翳，即此方也。盖益脾胃，熟地、萸肉并不能益脾胃。而培万物之母，其利溥矣。

相火龙雷论

火有人火，有相火。人火者，所谓燎原之火也，遇草而烟[1]，得木而燔。可以湿伏，可以水灭，可以直折，黄连之属，可以制之。相火者，龙火也，雷火也，得湿则烟，遇水则燔。不知其性，而以水折之，以湿攻之，适足以光焰烛天，物穷方止矣。识其性者，以火逐之，则焰灼自消，炎光扑灭。今

---

[1] 烟：音弱，点燃，焚烧。

人率以黄柏治相火，是水灭湿伏，龙雷之火愈发矣。龙雷之火，每当浓阴骤雨之时，火焰愈炽，或烧毁房屋，或击碎木石，其势诚不可抗。惟太阳一照，火自消灭。此得水则炽，得火则灭之，一验也。桂、附引火归原，引之下达耳。是补龙雷之火，非灭之也。不顾文理，专以大言以惑愚人耳！

阴虚发热论

世间发热类伤寒者数种。至于劳心好色，内伤真阴，真阴既伤，则阳无所附，故亦发热。其人必面赤烦躁，口渴引饮，骨痛脉数而大，或尺数而无力者是也。惟丹溪发明补阴之说，以四物汤加黄柏、知母，此用血药以补血之不足者也。世袭相因，屡用不效，何耶？盖因阴字认不真，误以血为阴耳。当作肾中之真阴，即先天也。《内经》曰：诸寒之而热者，取之阴；诸热之而寒者，取之阳，所谓求其属也。王太仆先生注云：大寒而盛，热之不热，是无火也。大热而盛，寒之不寒，是无水也。又云：倏忽往来，时发时止，是无火也。昼见夜伏，夜见昼止，时节而动，是无水也。当求其属而主之。无火者，宜益火之原，以消阴翳。无水者，宜壮水之主，以镇阳光。必须六味、八味二丸，出入增减，以补真阴，此又自造王太仆语而误者。诸寒之五句出《素问·至真要大论》，王注云：益火之源，以消阴翳，壮水之主，以制阳光，故曰求其属也。只此五句是原文，余俱增出者注之意。盖谓热病以寒药治其热，热宜自退，乃热仍在，此不可以驱，当于阴分增益其水以配火，则阴盛而阳自伏。不用泻而用补，所谓壮水之主也。寒病以热药治其寒，寒自宜已，乃寒仍在，此不可以驱，当于阳分增益其火以配水，则阳旺而阴自衰。亦不用泻而用补，所谓益火之源也。何等明白！下文即接云：但益心之阳，寒亦通行，强肾之阴，热之犹可。明指心为阳，肾为阴，即经文司天运气以心为火，肾为水之说，并不指肾中之阴阳也。专指肾言，已属不伦，又造出无数乱道，且接出必须六味、八味丸一句，似亦是王太仆之言，何等荒唐！自此说行，人竟以益火之源二句凿凿指肾经言，而六味、八味真王太仆以来不易之神方矣。呜呼！岂不冤哉！**屡用屡效。**若有产后，及大失血后，阴血暴伤，必大发热，亦名阴虚发热。此阴字正谓气血之阴。若以凉药正治立死，正所谓象白虎汤证，误服白虎汤必死。当此之时，偏不用四物汤，有形之血，不能速化，几希之气，所宜急固，须用独参汤，或当归补血汤，使无形生出有形来。血脱气亦脱，故急固其气不使脱尽，乃可用大补之剂。非始终用参，亦非一用参而不必服药也。若云生出，非但缓不及事，且全失用参之义矣。此阳生阴长之妙用，不可不知也。或问曰：子之论则详矣，气虚血虚，均是内伤，何以辨之？予曰：悉乎子之问也。盖阴虚者，面必赤，无根之火，戴于上也。若是阳证，火入于内，面必不赤。实热之证，阳明火旺，面固赤。肾火上浮，面亦赤。何云阳证无面赤者？其口渴者，肾水干枯，引水自救也。阳明证口渴最甚。但口虽渴，而舌必滑，脉虽数，而尺必无力，甚者尺虽洪数，而按之必不鼓，此为辨耳。虽然，若问其人曾服过凉药，脉亦有力而鼓指矣。戴复庵云：服凉药而脉反加数者，火郁也，宜升，虚人败证，总无升法，云宜温则得矣。宜补。切忌寒凉，犯之必死。临证更宜详辨，毫厘之差，枉人性命，慎哉。

咳　嗽　论

　　外感风寒而咳嗽者，今人率以麻黄、枳壳、紫苏之类，发散表邪，谓从表而入者自表而出。如果系形气、病气俱实者，一汗而愈。若形气、病气稍虚者，宜以补脾为主，治嗽正与补脾相反，安见有外感咳嗽，而用芪、术等药者。而佐以解表之药，补脾中如何容得解表之药，宜立方之尽不通也。何以故？盖肺主皮毛，惟其虚也，故腠理不密，风邪易以入之。若肺不虚，邪何从而入耶？然则竟不必问其何因，一概大补可耶！古人所以制参苏饮中必有参，人参本不为补脾而设，且感证亦非尽用参苏饮也。桂枝汤中有芍药、甘草，解表中兼实脾也。芍药、甘草并非为补脾而设，伤寒诸家注甚明，且桂枝亦非治嗽方也。脾实则肺金有养，皮毛有卫。已入之邪易以出，邪已在内而补之，则补邪矣。世有贼未去而坚筑墙垣，以为如此则贼易去者，非至愚乎！当改云：已入之邪，终身不出。后来之邪，无自而入矣。若专以解表，则肺气益虚，腠理益疏，外邪乘间而来者，何时而已耶！须以人参、黄芪、甘草以补脾，兼桂枝以驱邪。此亦非咳嗽所宜用之品。此予谓不治肺而治脾，虚则补其母之义也。此句不如此解，盖此乃隔二、隔三之治，以治脏邪久病则然。若感冒乃风火之疾，能待脏气相生耶？

《仁斋直指》云：肺出气也，肾纳气也。肺为气之主，肾为气之本。凡咳嗽暴重，动引百骸，自觉气从脐下逆奔而上者，此肾虚不能收气归元，当以地黄丸、安肾丸主之。此亦当问其有邪无邪。毋徒从事于肺，此虚则补子之义也。补子未知何出。余又有说焉，五行之间，惟肺肾二脏，母盛而子宫受邪，何以独此二脏为然，且盛则何以反受邪。何则？肺主气，肺有热，则气得热而上蒸，不能下生于肾，而肾受邪矣。不生则仅不生而已，邪从何来。肾既受邪，则肺益病，此又何也？盖母藏子宫，子隐母胎。凡人肺金之气，夜卧则归藏于肾水之中，今因肺受心火之邪，又增出心火来。欲下避水中，而肾水干枯有火，何以肾又有火？无可容之地，于是复上而病矣。是肺自病耶？是邪病耶？若是肺病，肺气归肺不得为病。若是邪病，则尔必欲肺之邪藏于肾而后为不病乎？

吐 血 论

问吐血多起于咳嗽，咳嗽血者，肺病也。方家多以止嗽药治肺，兼治血而不效，何也？曰：诸书虽分咳血、嗽血出于肺，咯血、唾血出于肾。余谓咳、嗽、咯、唾皆出肾。盖肾脉入肺，循喉咙，挟舌本，其支者从肺出络心，注胸中，故二脏相连，病则俱病，而其根在肾。吐血五脏皆有，独肺为多。偏要说皆肾病，无肺病。讲论病源，为济世而设，每语必与古人相戾，诚何心也？谓肾病必关于肺则可，下焦之血必由咳吐出也。谓肺病必关于肾则不可，上焦之血不必从腰脊过也。其所以专指为肾者，不过独欲用六味、八味，嗟呼！六味、八味，两药方耳，不知与赵氏何恩，每病非此不治。即使与此病毫无干涉，必先将此病牵到肾经，然后用此二方。其或断断不可牵者，则以真阴、真阳、太极概之。夫阴阳、太极，则处处可假借者，于是二方不可须臾离矣。故吾谓《医贯》者，亡明之妖书也。《褚氏遗书》津液论云：天地定位，水位乎中。人肖天地，亦有水焉，在上为痰，在下为水，《遗书》云：在下为精。今改为水，与上文亦有水焉句如何接上？伏皮为血，从毛窍中出为汗。可见痰也，水也，血也，一物也。此又失褚氏之意者。褚氏明人身上下皆有水，并非谓四者即一物也。其动辄诬古人如此。血之带痰而出者，乃肾水挟相火炎上也。既是一物，则指为痰，带痰而出亦可耶。惟六味地黄丸独补肾水，如有咳嗽等疾，及肺气未清者亦禁用，无此等则未尝不可用也。性不寒凉，不损脾胃，久服则水升火降而愈。又须用人参救肺，肺气上逆，咳嗽者禁用。补胃药收功，使金能生水，盖滋其上原也。

喘　论

　　经云：诸喘皆属于上。又云：诸逆冲上，皆属于火。故河间叙喘病，在于热条下。华佗云：肺气盛为喘。《活人书》云：气有余则喘。后世集证类方，不过遵此而已。独王海藏辨云：气盛当作气衰，有余当认作不足。肺气果盛与有余，则清肃下行，岂复为喘？以其火入于肺，炎烁真阴，衰与不足，而为喘焉。盛衰二字误解不得，经云：邪气盛则实，精气夺则虚。故凡言盛者皆指邪气，凡言虚者皆指精气。凡盛虚有二种：有外感及别脏之气来乘而盛者，有本经之气血结聚而盛者；有外感及别脏之邪消伐而虚者，有本经之气血衰少而虚者。病情不同，治法亦异。嗟乎！盛衰二字，极浅极易，而医者聚讼纷纭，千古梦梦，可胜长叹。所言盛与有余者，非肺之气也，肺中之火也。此何劳辨，即如肾有余岂指精多，肝有余岂指血多耶。至言肺中之火，又属一偏。六淫之气，皆为有余，何但火哉！海藏之辨，超出前人，发千古之精奥。惜乎！起其端，未竟其火之所由来。愚谓火之有余，水之不足也；此专为要用六味，然外来之火，不必尽水之不足也。阳之有余，阴之不足也。凡诸逆冲上之火，皆下焦冲任相火，出于肝肾者也，故曰冲逆。肾水虚衰，相火偏胜，壮火食气，消烁肺金，乌得而不喘焉。《内经》云：肾者主水，主卧与喘也。喘何尝不属肾？令此明证，反引支离之说，愈无头脑。但喘虽属肾，而因各不同，治法亦异，非六味一方所能尽耳。须用六味地黄加门冬、五味，大剂煎饮，以壮水之主。如上焦未清，痰涎涌结，服此非惟不能下达，且气逆涎升，终无愈期矣。则水升火降，而喘自定矣。盖缘阴水虚，故有火。有火则有痰，有痰则咳嗽，咳嗽之甚则喘。凡谓喘证，只此阴虚一病，六味一方，岂不孟浪！当与前阴虚相火论参看。

喉 咽 痛 论

喉与咽乃一身之紧关囊籥也。经曰：足少阴所生病者，口渴舌干，咽肿上气，嗌干及痛。《素问》云：邪客于足少阴之络，令人咽痛，不可纳食。又曰：足少阴之络，循喉咙，通舌本。凡喉痛者，皆少阴之病。此又乱道。《灵》《素》手足太阴、足厥阴、少阳、足阳明、手少阳、少阴诸经，皆有喉咽之证，今皆抹杀。专指为肾经之疾，然后可独用六味、八味，真苦心也。但有寒、热、虚、实之分。少阴之火如奔马，逆冲到咽喉紧锁处，气郁结而不得舒，故或肿或痛也。其证必内热口干，面赤痰涎涌上，其尺脉必数而无力。盖缘肾水亏损，亦有实火者。相火无制而然。须用六味地黄、门冬、五味大剂作汤服之。喉痛之挟风火者，十居八九，即以滋腻、酸敛之药投之，百不一生。如辛酉、壬戌之间，咽喉痛者，十人而五不但服温燥之药者立毙，即清凉之药而少加重浊者尚且不救。余治以百数，皆以辛寒清淡疏散之药，不失一人。若依此方，无一活者矣。又有色欲过度，元阳亏损，无根之火游行无制，客于咽喉者，须八味肾气丸，若遇阳明有火者不立毙乎！大剂煎汤，冰冷与饮，使引火归原，庶几可救。此论阴虚咽痛治法如此，正褚氏所谓上病疗下也。人之喉咽如曲突，曲突火炎，若以水自上灌下，突暴裂矣。如曲突之火已炽，炎及屋宇，安得不以水沃乎？惟灶床下以盆水映之，上炎即息，此上病疗下之一验也。

有急喉痹者，其声如齁，痰如拽锯，此为肺绝之候。此乃气上脱之证，宜入类中风条，非急喉痹。急喉痹乃风火之证耳，不得误引。且果系喉痹，人参、姜汁岂不立殆者？速宜人参膏，用姜汁、竹沥放开服，如未得膏，先煎独参汤救之。服早，十全七八，次则十全四五，迟则不救。

眼 目 论

经曰：五脏六腑之精，皆上注于目而为之精。肾藏精，故治目者，以肾为主。明明说为之精则即眼之精矣，明明说五脏六腑之精则五脏六腑各有精矣。若指肾藏精之精即是此精，将目中之脂膏尽在肾中耶。目虽肝之窍，子母相生，肾肝同一治也。并肝肾为一，总要专用六味一方耳。

又有阳虚不能抗阴者，若因饮食失节，劳役过度，脾胃虚弱，下陷于肾肝，浊阴不能下降，清阳不能上升，天明则日月不明，邪害空窍，令人耳目不明。夫五脏六腑之精，皆禀受于脾土，而上贯于目。此精字，乃饮食所化之精，非天一之元精也，《内经》明云：五脏六腑之精，皆上注于目而为之精。又曰：目者，五脏六腑之精也，荣卫魂魄之所常营也，神气之所生也。其凿凿如此，偏要说是脾土饮食所化之精，反经背道已极。至禀受脾土二句，又是假造经文。用东垣益气聪明汤。

张子和云：目不因火则不病，白轮病赤，火乘肺也。肉轮赤肿，火乘脾也。黑水神光被翳，火乘肝与脾也。赤脉贯目，火自甚也。能治火者，一句可了。亦一偏之见，六淫之邪皆能伤目也。但子和一味寒凉治火，余独补水以配火，亦一句可了。若系邪火，岂补水所能化？至于六淫七情，错杂诸证，详倪仲贤《原机启微》，此书甚好，而薛立斋又为之参补，深明壮水之主，益火之原，甚有益于治目者也。若系六淫，则壮水之六味，益火之八味，何可用耶？

口　疮　论

口疮，上焦实热，中焦虚寒，下焦阴火。中焦何以必定虚寒，岂无脾胃实火者。下焦何以必定阴火，岂无虚寒而逼阳于上者。各经传变所致，当分别而治之。如发热作渴饮冷，此实热也，轻则用补中益气，实热反用升补。重则用六君子汤。实热而至发热作渴，反用参、术、橘、半，是何肺肠？饮食少思，大便不实，此中气虚也。亦有邪火作泻者。用人参理中汤。大热大补之药用于口疮之证，其不变为危险者亦鲜矣。手足逆冷，肚腹作痛，此中气虚寒，用附子理中汤。此是口疮兼证，或是口疮本证。兼证者，因口疮误治，酿成此等败证也。本证者，本有虚寒之证，逼火而成疮也。此则不治疮而治本，不可以此为治口疮之方也。且口疮治法多端，岂寒热虚实四字所能尽。晡热，内热，不时而热，此血虚也，用八物加丹皮、五味、麦冬。发热岂宜用五味。发热作渴唾痰，小便频数，此肾水虚也，用八味丸。作渴吐痰何得用八味？且小便数，亦不尽属虚寒也。日晡发热，或从少腹起，阴虚也，用四物、参、术、五味、麦冬。不应，用加减八味丸。口疮而日晡发热，则属阳明矣。以上两方皆不合。且四物汤加入参、术，杂乱无章，非治口疮之法。又不应而忽改作八味丸，则是以人试药矣。按：不应二字，出之《薛氏医案》。薛氏治病，每云某病，余投某药不应，又改某药，又不应，乃曰：然则非此病矣，又换某药数十剂而愈。如此极多，明明是以药试病矣。幸而天命未绝，能待换方而愈。岂无不应之时，不及换方而死，且再换一方仍不应而致死者，岂少哉。盖能凿凿审为何病，犹恐药力不至，不能有功。况全然相反，以药试之耶？医案俚鄙庸陋，游移恍惚，至薛而极。后人犹奉为模范，何愚之甚也。

或问：虚寒何以能生口疮，而反用附子理中耶？盖因胃虚谷少，则所胜者，肾水之气，寒亦何必肾水之气，或因他脏，或因本脏，上盛则下虚，上热则下寒，无一定也。逆而承之，反为寒中，脾胃衰虚之火，被迫炎上，作为口疮。经曰：岁金不及，炎火乃行，复则寒雨暴至，阴厥乃格，阳反上行，民病口疮是也。故用参、术、甘草补其土，姜、附散其寒，既成疮则火已凝结，不先散解降纳，而惟峻补助火，安有不危者乎？则火得所助，接引而退舍矣。

消 渴 论

消渴之疾，余有一说焉。人之水火得其平，气血得其养，何消之有。其间摄养失宜，水火偏胜，津液枯槁，以致龙雷之火上炎，熬煎既久，肠胃合消，五脏干燥，令人四肢瘦削，精神倦怠。故治消之法，无分上、中、下，先治肾为急。《内经》云：心移热于肺，传为膈消。大肠移热于胃，善食而瘦，谓之食㑊。则上、中二消，明明是心与大肠之火，与肾无干，反尽从肾治耶！况肾火上冲之证，往往不甚渴，即渴亦不能多饮。盖肾中之火既上，则下焦之阳衰，阳衰则阴盛，水为阴属，故不能多饮也。凡辨阴火、实火之法俱视此。奈何欲用二方，遂不及详察耶。惟六味、八味及加减八味丸随证而服，降其心火，滋其肾水，则渴自止矣。

或问曰：下消无水，用六味丸以滋少阴肾水矣。又加附子、肉桂者何？盖因命门火衰，不能蒸腐水谷，水谷之气，不能熏蒸，上润乎肺。如釜底无薪，锅盖干燥，故渴。至于肺，亦无所禀，不能四布水精，并行五经，其所饮之水，未经火化，直入膀胱，正谓饮一升溺一升，饮一斗溺一斗。此是下消之证，与肺又无涉。试尝其味，甘而不咸可知矣。故用桂、附之辛热，壮其少阴之火，灶底加薪，枯笼蒸溽，槁禾得雨，生意维新。惟明者知之，昧者鲜不以为迂也。昔汉武帝病渴，张仲景为处此方。仲景是汉献帝时人，与武帝相去二百余年，明明可考，乃造出此语，何耶？赵氏所谈，无往非梦，而此则又梦之最不经者。至圣玄关，今犹可想，八味丸诚良方也。疮疽痊后，及将痊口渴甚者，舌黄坚硬者，及未患先渴，或心烦躁渴，小便频数，或白浊阴痿，饮食少思，肌肤消瘦，及腿肿脚软，口齿生疮，服之无不效。经云：诸痛痒疮，皆属于火。又云：水液浑浊，皆属于热。况经大泄脓血之后，阴血大伤，作渴烦躁，孤阳欲越，乃反以辛热逐水之药速之死，仇何深也。

气虚中满论

中满者，证与鼓胀水肿无异，何故属之气虚？请得明言之否。曰：气虚者，肾中之火气虚也。如此该肾自病矣。中满者，中空似鼓，虚满而非实满也，大略皆脾肾两虚所致。故治肿者，先以脾土为主，须补中益气汤，或六君子汤温补之。水未去而补之，则补其水也。俾脾土旺，则能散精于肺，通调水道，下输膀胱，水精四布，五经并行矣。或者疑谓喘胀水满，而又加纯补之剂，恐益胀满，必须补药中加行气利水之品方妙。此说深似得病情，终非大方家体。治病而讲体统，无耻已甚。盖肺气既虚，不可复行其气，肾水已衰，不可复利其水。利邪水正所以卫正水，犹之驱邪气正所以保正气，岂并肾精而亦利之耶。纯补之剂，初时似觉不快，过时药力得行，渐有条理矣。

至于补肾以治肿，其说难明。盖禹之治水，行其所无事也。若一事疏凿，则失之矣。当时禹亦何尝不浚川凿河哉？据尔云，必须补肾，则禹当日只曰益水之源可矣。今人之治肾水者，牵牛、大戟，粗工之小智，正禹之所恶也。间有用五苓、五皮者，以为中正，亦转利转虚，肾气愈衰，而愈不能推送矣，故须用补肾。经曰：肾开窍于二阴。肾气化，则二阴通。二阴闭，则胃䐜胀。故曰：肾者胃之关，关门不利，故水聚而从其类也。可知要利关门，不是要补关门也。引来却正与尔相左。又曰：肾主下焦。三焦者，决渎之官，水道出焉。可知以决渎为主。膀胱者，州都之官，津液藏焉。必待三焦之火化，始能出也。改《内经》文，气化二字为火化，意在八味也。孰知换此一字，其弊遂百出乎。经曰：三焦病者，气满小腹，光坚，不得小便，溢则水留而为胀。曰溢，曰水留，尚专于用补耶。惟张仲景制金匮肾气丸，补而不滞，通而不泄，诚治肿之神方。薛立斋屡用屡效，详载《医案》。余依其案，试之甚验，故详著焉。世有患此，幸无诞之乎。

金匮肾气丸 白茯苓、附子、牛膝、肉桂、泽泻、车前子、山药、山萸、丹皮、熟地。中满之病，原于肾中之火气虚，不能行水。此方内八味丸为主，以补肾中之火，八味为利水之剂，说见前。山药、茯苓、泽泻俱制土驱湿之药，而水为阴类，故以附子温之，肉桂通之。惟生地、萸肉为能滋润以保肾阴，然初起犹不即用，须略加通利之后，始用之而效，此仲景制方之义也。知肾气丸为治水之药，即可知非全补真阳太极之药。若以此方治尽天下之病，则是举天下之病皆以治水肿之法治之矣。思之能不自笑哉！则三焦有所禀命，浩然之气，塞乎天地，不必作如此大帽子。肾气不虚，而能行水矣。内有附子、肉桂辛热之品，热则流通。又火能生土，土实而能制水矣。又有牛膝、车前二味，最为切当。方见《金匮要略》，故名金匮肾气丸。《金匮》并无车前、牛膝，乃后人所加，亦后人所名也。

又有一等纯是阴虚者，下一纯字，专为要用六味，而病情又失矣。其证腹大脐肿，腰痛，两足先肿，小水短涩，喘嗽有痰，不得卧，甚至头面皆肿，或面赤口渴，但其人饮食知味，大便反燥。医见形肿气喘，水证标本之疾，杂用利水之药而益甚。不知阴虚，三焦之火旺，与冲脉之属火者同逆而上。由是水从火溢，水火不能相合，岂有水反从火溢者？即有之，亦宜引火达下，不得用纯阴药也。上积于肺而嗽，甚则为喘呼不能卧。散聚于阴络，而为胕肿。随五脏之虚者，入而聚之，为五脏之胀。皆相火泛滥其水而生病也。五脏之胀，皆属于火，从无此论。肿胀用八味固是正治，用六味则无此理矣。盖水势横逆，得纯阴之品则阴气益旺，且无辛芳之药，则水道必不能开。但或遇阴虚之人，则用药忌太燥热耳。此人治病，六味、八味不可缺一。此论用八味而遗六味，则真阴又无着落，所以幻出阴虚一种，则六味仍不可缺。六味有知，亦感此周旋之德否。以六味地黄加麦冬、五味大剂服之。滋之不足，尚欲敛之，不杀不休！亲试有验，故录。

噎膈论

《内经》曰：三阳结，谓之膈。三阳者，大肠、小肠、膀胱也。太阳为三阳，阳明为二阳，少阳为一阳。此处三阳，旧注指手太阳小肠、足太阳膀胱言。乃增出大肠来，盖误以三阳为三阳经也。结，结热也。大肠主津，小肠主液。大肠热结则津涸，小肠热结则液燥。膀胱为州都之官，津液藏焉。膀胱热结，则津液竭。然而三阳何以致结热？皆肾之病也。然则《内经》何以不云少阴结谓之膈？盖肾主五液，又肾主大小便。肾与膀胱为一脏一腑，肾水既干，阳火偏盛，熬煎津液，三阳热结，则前后闭涩，下既不通，必反干上，直犯清道，上冲吸门、喉咽，所以噎食不下也。何为水饮可入，食物难下？

盖食入于阴，长气于阳，岂有食未下咽之时，阳气已长之理乎！反引动胃口之火，故难入。水者，阴类也，同气相投故可入。水自然比食易下，不必过高其说。若胸中有痰饮者，则食易下，而水反难下矣。口吐白沫者，所饮之水，沸而上腾也。既同气相投，何以又沸？粪如羊矢者，食入者少，渣滓消尽，肠亦干小，而不宽大也。本系肠枯，非因食少。王太仆云：食入即出，是无水也。食久反出，是无火也。无水者，壮水之主。无火者，益火之原。王太仆只有寒之不寒是无水也数语，今改作治翻胃法，以凑上六味、八味二方。我想其作伪之心，不知如何诡秘也。直须以六味地黄丸料大剂煎饮，久服可挽于十中之一二。又须绝嗜欲，远房帏，薄滋味可也。若曰温胃，胃本不寒。何以必定无寒。若曰补胃，胃本不虚。此则又乱道矣。尔论病必曰：邪之所凑，其气必虚。何独此纯虚之证，反曰不虚耶？若曰开郁，香燥之品，开郁亦不必专用香燥。适以助火。《局方发挥》已有明训。河间刘氏下以承气，咸寒损胃，津液愈竭。无如补阴，此证多痰涎凝闭，当补阴者绝少。焰光自灭。

梦遗并精滑论

治以肾肝为主。经曰：阴阳之要，阳密乃固。阳强不能密，阴气乃绝。阴平阳秘，精神乃治。阴阳离决，精气乃绝。夫所谓阳强者，乃肝肾所寄之相火强也。所谓阴绝者，乃肾中所藏之真阴绝也。肾为阴，主藏精。肝为阳，主疏泄。惟此处疏泄不系肝也。是故肾之阴虚，则精不藏。肝之阳强，则火不秘。明明是肾中相火，偏要说是肝火。凡肝火动者，必上升而易怒。今人每入房之时，必火升而大怒耶？以不秘之火加临不藏之精，有不梦，梦即泄矣。薛立斋专用六味地黄以补肾，而

130

治梦遗屡效。纵有相火，水能滋木，水升而木火自息矣。倘有脾胃不足，湿热下流者，以前丸为主，煎服补中益气汤以升提之。此又怪异之极者，湿热如何提得，且既已有湿，又属脾胃，亦何可用六味也。

论补中益气汤

补中益气汤 黄芪、当归、人参、炙甘草、陈皮、升麻、柴胡、白术。或问曰：古今称补中益气汤为万世无穷之利，其义云何？曰：此发前人所未发，继仲景、不伦。河间而立，意义深远也。世人一见发热，便以为外感风寒、暑湿之邪，非发散，邪从何出。又不能灼见风寒、暑湿对证施治，乃通用解表之剂，杂然并进，因致毙者多矣。东垣深痛其害，创立此方，以为邪之所凑，其气必虚。内伤者多，外感者间或有之。辨在前。立此方以治内伤而兼外感者，何等平常。必云天下竟无外感之病，则乱道矣。此人每举一方，必要说此方能治尽天下之病，不必更用别方，是何等肺肠！纵有外邪，亦是乘虚而入。但补其中，益其气，而邪自退，不必攻邪。将历古治病之方，一齐删却。攻则虚者愈虚，而危亡随其后矣。攻邪不是攻正，何以虚者愈虚？倘有外感，而内伤不甚者，即于本方中酌加对证之药，而外邪自退。所谓仁义之师，无敌于天下也。仁义之师，亦非竟不用兵刃也。

或问曰：余见先生动辄以先天后天立论，余考之《易》中先天后天之图，乾南坤北，离东坎西等卦位，于医中甚无所合，而先生屡言之不已，其义云何？曰：怪乎子之问也。余所谓先天者，指一点无形之火气也。以火气为先天，其玄妙如此。后天者，指有形之体。自脏腑及血肉皮肤，与夫涕、唾、津、液皆是也。既曰先天，此时天尚未生，何况有乾南坤北八

131

卦对待之图乎？先天，在天未生之前却不知，到在人腹中专恃八味养之，岂非梦境。曰：然则伏羲此图何为而设也？余曰：此非先天之图，乃中天八卦之图。历古无中天之图，造出此名，以迁就自己乱道，此等直是无人心者。天位乎上，地位乎下，日出乎东，水源乎西。以水对日，亦是怪论。风雨在天上，山雷在地下，人与万物位乎中。予尝见谁不见。邵子排列如此，有先天八卦数，其当今所用者，止一文王后天图。谁用此。出乎震，齐乎巽，相见乎离，致役乎坤，悦言乎兑，战乎乾，劳乎坎，成乎艮。以春秋昼夜十二时相配，因以定阴阳，决生死，推而天文地理，星相医卜，无一不以此图为则。至于先天者，无形可见，前图何以无形可见，后天图之有形可见在何处，种种欺人胡说。即《易》中帝出乎震之帝。神也者，妙万物而为言之神是也。此二句，却是文王后天图之语，又与上文先天图说不合。帝与神，即予先天要论中所称真君真主，本系无形，何以反出在后天图说内。不得已而强立此名。以为主宰先天之体，以为流行后天之用。东垣先生独会其宗，而以补中益气方中用柴胡、升麻者，正以生发先天之气于脾土之中。先天之气，前要用六味、八味，则云在肾中，此要用补中益气，则云在脾土中。况先天之气立于天尚未生之前，独升麻、柴胡足以左之右之，真乾坤在手之神技也。真万世无穷之利，余所以谆谆为言也。若饮食失节，寒温不适，脾胃乃伤。喜、怒、忧、恐，损耗元气。脾胃气衰，元气不足，而火独盛。火者阴火也，起于下焦，元气之贼也。壮火食气，少火生气。火与元气不两立，必要将火灭尽，元气方存，岂非胡说。一胜则一负。脾胃气虚，则下流肝肾，名曰重强。何以虚则反下流，且流去是何物？《内经》重强二字，亦不如此讲。经云：脾脉太过，则令人四肢不举，其不及则令人九窍不通，名曰重强。此乃指脾之病脉，言脉病则五脏皆不和顺也。何尝指下流肝肾耶？阴火得乘其土位，故脾证始得，则气高而喘，身热而烦，脉洪大而头痛，或渴不止，其皮肤不任风寒而生寒热。又杂外感之证。盖脾胃之气下流，使谷气不得升浮。是春生之令不行，句句不连贯，皆学舌语也。则无阳以护其营卫，卫即卫身之阳气也，如何反要脾胃之气为卫。遂不任风寒，而生寒热，此皆脾胃之气不足所致也。

伤寒发热，拂拂如羽毛之热，热在皮毛。三阳俱有壮热之证，若阳明则热在肌肤为尤剧，如何皆只微热。内伤者，肌体壮热，扪之烙手，内伤虽热，总不如外感之甚，如何反以为极热。右手气口脉大于左手人迎三倍。此又乱道，脉大三倍是关格之脉，危证矣，岂内伤乎？其气口脉急大而数，时一代而涩。代脉亦是危证，安得内伤即现此脉，且脉亦不可派定也。涩是肺之本脉，代是气不相接，乃脾胃不足之脉。大是洪大，洪大而数，乃心脉刑肺。急是弦急，乃肝木挟心火克肺金也。其右关脉属脾，比五脉独大而数，数中时显一代。此不甚劳役，是饮食不时，寒温失所。又何以凿凿派定如此。胃脉损弱，隐而不见，惟内显脾脉如此。以上语语不接，说内伤肺，又俱说肺金受克，绝无头绪。若外伤，则人迎脉大于气口也。

或问曰：丹溪云东南之人，阳气易以升，不可服补中益气汤。当今江以南之人，果尽不当服乎？曰：东南指人之脏腑而言之。何不云东南之脏不可服补中益气汤耶。然则肺肾谓之西北人矣。作此语者，其脏腑殆无人气。其人上盛者，必下虚，其肾气大虚矣。急须填补北方先天之元气为要。总而言之，先天、后天，不得截然两分。上焦元气不足者，下陷于肾中也，元气本不在上焦，即使上焦亦有元气，如何陷入肾中。当取之至阴之下。下焦真阴不足者，飞越于上部也，阴气如何能飞越。焉可不引而归原耶。引阴归原，从未前闻。是以补中益气汤与肾气丸并用。即前怪法。朝服补阳，暮服补阴，互相培养。

伤饮食论

大凡元气完固之人，多食不伤，过时不饥。若夫先因本气不足，致令饮食有伤矣。克削之药一用，饮食虽消，但脾既已受伤，而复经此一翻消化，愈虚其虚。明后日食复不化，犹谓前药已效，药力欠多，汤丸并进，展转相害，羸瘦日增，良可悲哉。消化之药原不教人长服也。余痛此毙，因申言之。凡太平丸、保和丸、肥儿丸之类，其名虽美，俱不敢用。盖名之美者，其药必恶。然则陷胸、抵当等名，皆大补之剂，而天真、大造等方，皆伤生之药耶？故以美名加之，以欺人耳目，非大方家可用也。古人立此名专为欺人而设，不知古人与后世何仇，欲骗人入其个中耶。大方家以其名之美不可用，然则大方家所用，皆恶名之方耶？夫有医术，有医道。术可暂行一时，道可流传千古。道中无术，术中无道，泻药是术，补药是道，一时之人不妨泻，千古之人必须补。不知其心何若，而能作此不通之谈。有古方，有今方，有圣方，有俗方。余以为今人不及古人，不敢自立一方。六味、八味二方已足用，原不必更立方也。若脾胃惟东垣为圣，选而用之，以调中益气、补中益气二方出入增减。真知其寒物伤也，本方中加热药如姜、桂之类。热物伤也，加黄连之类。真知有肉食伤也，加山楂数粒。酒食伤也，加葛花一味。随证调理，二方诚有用处，然谓必要二方加减，则怪谈矣。此东垣之法，方士之绳墨也。然以寒治热，而热不去，以热治寒，而寒不除。奈何？经曰：寒之不寒，是无水也。热之不热，是无火也。壮水之主，益火之原。此东垣之未及也。治脾胃，原不专讲寒热。盖饮食劳倦，所谓不内外因，与壮水、益火何涉？盖一时偶不及说到六味、八味，忽然记起，遂著此二语耳。如有食填太阴，名曰食厥者，上部有脉，下部无脉，不吐则死。此语出《难经》，谓上部有脉，下部无脉者，若其人有吐病则不死。盖吐则气逆上涌，所以下部暂时无脉，吐定之后，气平而脉自复。非谓无脉之人，必令其吐也。又并非指食厥而言。况食厥证，又未必下部无脉者。句句皆误。急以阴阳盐汤，探吐其物即愈。如有食积，肠腹绞痛，手不可按者，不得不下。食未消化，如何即下。审知其为寒积，必用巴豆感应丸。何不用八味加下药？审知其为热积，必用大黄承气汤。何不用六味加下药？下之不当，死生立判，慎之哉！

人身水火，原自均平，偏者病也。火偏多者，补水配火，不必去火。水偏多者，补火配水，不必去水。凡人身水火，有虚实二种。实火者，外来之邪火与脏腑偏盛之火也。虚火者，阴气衰少，而火觉有余也，惟水亦然。若阴气并未亏，而外来实火及脏中浮火自旺，亦补阴以配之，将配到几千百分而后平耶。宜其治伤寒阳明壮热等疾，皆用六味也。譬之天平，此重即彼轻。一边重者，只补足轻之一边，决不凿去马子①。盖马子一定之数，今人欲泻水降火者，凿马子者也。据尔亦知马子一定，若一头物重，必要增马子耶。

或曰：正当胸膈饱闷之时，数日粒米不下，陈皮、枳壳、木香、乌药，日夜吞咽，尚且不通，复可补乎？曰：此正因初先不知补益，擅用发散，克伐太过，虚痞之病也。经曰：下文经语，皆是自造，无忌惮已极，想彼料天下人断无看《内经》者故耳。下焦虚乏，中焦痞满，欲治其虚，则中满愈甚，欲消其痞，则下焦愈乏，庸医值此，难以措手矣。疏启其中，峻补其下，少用则邪壅于上，多用则峻补于下，所谓塞因塞用者

---

① 马子：天平的砝码。

也。善用者，能以人参一两，或七八钱，少加升麻一钱，反用升提，且二味亦不成方。大剂一服即愈。此《内经》之妙用，《内经》何尝有此方？不可不知也。

中暑伤暑论

中暑者，面垢自汗，口燥闷倒，昏不知人，背冷，手足微冷，或吐或泻，或喘或满是也。当是时，切勿便与冷水，或卧冷地。如行路喝死者，即置日中热地上，以小便溺热土上，取热土罨病人脐上，急以二气丹同苏合香丸汤调灌下。如无二气丹，研蒜水灌之亦可。盖中伤暑毒，外阳内阴。诸暑药，多用暖剂，如大顺散之用姜、桂，枇杷叶散之用丁香。蒜亦辛热之物，又蒜气臭烈，能通诸窍也。中暑用热，又是暑中之一证，千不得一。或因好凉太过，或其人本属虚极，或因暑邪入中，汗出太过，阳越于外。古方仍有用辛热者，然必审其沉寒之脉证全具，方可一用。乃以为暑证尽然，则杀人如麻矣。此人凡论一病，必以此病中之极少者立论，真可恨也。

伤暑而苦头痛，发躁恶热，扪之肌肤大热，必大渴引饮，汗大泄，齿燥，无气以动，乃为暑伤气，苍术白虎主之。有暑而无湿者，苍术亦不可用。若人元气不足，用前药不应，惟清暑益气汤或补中益气汤为当。自汗多而气上，反用升、柴，热气未清，反用参、术，与尔何仇？必欲杀。大抵夏月阳气浮于外，尔亦知阳浮，何以用升、柴也？阴气伏于内。若人饮食劳倦，内伤中气，或酷暑劳役，外伤阳气者多患之。法当调补元气为主，暑气未清而补，即补暑矣。夏月服补而卒死者，我见亦多矣。皆此等邪说杀之也！而佐以解暑。若阴寒之证，用大顺散，桂、附大辛热之药，此《内经》舍时从证之良法。《内经》何尝有此议论。不可不知。

清暑益气汤　黄芪、苍术、升麻、人参、白术、陈皮、神曲、泽泻、甘草、黄柏、葛根、青皮、当归、麦冬、五味。杂出不伦，古人制方之义至此而尽。医道之一厄也。

白虎汤　石膏、知母、甘草、人参、糯米。此是白虎加人参汤，不得只名白虎汤。此方是暑月热病发热之正方。白虎汤，仲景治伤寒汗后里热等证。加人参，名人参白虎汤，治汗后表解大渴之证。《金匮》亦借以治太阳中暍之证。乃随手录一方而有数误焉，非治暑正方，一也。以白虎加人参汤指为白虎汤，二也。以粳米改糯米，三也。以为只夏月可用，余月不可用，四也。其每动必误如此。

湿　论

东垣曰：治湿不利小便，非其治也。又曰：在下者，引而竭之。圣人之言，虽布在方策，其不尽者，可以意求耳。夫湿淫从外而入里，若用淡渗之剂，是降之又降。乃复益其阴，而重竭其阳，利湿如何是益阴竭阳，岂湿气是阳耶？则阳气愈消，而精神愈短矣。是阴重强，阳重衰，反助其邪之谓也。湿而利之，是助何邪？故用升阳风药即瘥，以羌活、独活、柴胡、升麻各一钱，用水煎热服。四味风药，亦不成方。大法云：热淫所胜，助风以平之。又假造《内经》。经云：湿淫所胜，平以苦热，佐以酸辛。以苦燥之，以淡泄之。正上文淡渗利水之义。乃捏出此怪语，是何肺肠。又曰：下者举之，下者举之，为正气下陷则提之，非欲举湿也。得阳气升腾而愈矣。又曰：客者除之，是因曲而为之直也。利水即是除客，反要提在上焦，将何以除之耶。曲直二字，亦糊涂。夫圣人之法，可以类推，是举一而知百也。有脚气类伤寒者，发热恶寒，必脚胫间肿痛，俱从湿治。脚气大段因湿为多，然治法亦不一也。

有湿热发黄者，当从郁治。凡湿热之物，不郁则不黄，禁用茵陈五苓散。茵陈五苓，治湿之正方也。凡古人相传治病正方，犹之饥者之食五谷，一定不易。其以肴蔬下之，则加减法也。或米或麦之不同，则审用法也。更或五果、五菜之单食则变通法也。若谓古方不可用，则犹云凡饥者禁食五谷，服者十不一生也。嗟乎！是尚得为人言哉！凡见用茵陈五苓散者，十不一生，仲景杀过几人？当用逍遥散，方见郁论。

予一日患阴丸一个肿如鸭卵，发热，是湿热证，治之不效。细思之，数日前从定海小船回，有湿布风帆在坐下，比上岸始觉，以意逆之，此感寒湿在肾丸也。乃用六味地黄加柴胡、吴萸、肉桂各一钱，独活五分，知其为湿，仍必用六味，又必柴胡，此理莫解。至服此而病幸愈者，盖一时轻疾，得茱萸、肉桂、独活等辛散之药，自然六味不能为害耳。一服热退，再服肿消，后有患偏坠者，此方多效。

疟　论

或问曰：经云夏伤于暑，秋必病疟。前人虽备言之，旨殊未畅，盍明示诸？曰：不发于夏而发于秋，此亢则害承乃制，子来救母之义。《内经·疟论》言之甚详，不容再赘一语，偏要扯出六节气位，亢害承制之论以欺人，又全然不晓其义，岂不汗颜！盖暑令当权，君火用事，肺金必受伤克。火位之下，水气承之。肾水为肺之子，因母受火伤，子来承之。如此则疟乃肺病，而寒热则心肾交战之病也。乱道无理，一至于此。以制火救母。于是水火相战，阴阳交争，大胜则大复，小胜则小复。此阴阳胜复之常理，疟之所由作也。然而有病有不病者，盖邪之所凑，其气必虚。故其人元气不固者，暑邪得以承之，所以治疟以扶元气为主。疟邪方炽，如何扶元？且尔所谓扶元，必是六味助了肾水，以灭君火，火气从此大败，其人遂终冷不热。奈何，奈何！

发在夏至后处暑前者，此三阳受病，伤之浅者，近而暴也。发在处暑后冬至前者，此三阴受病，阴阳受病之故，《内经》言之甚悉，何尝以时之前后分阴阳。伤之重者，远而深也。

至于阴虚者，其寒热亦与正疟无异。而阴疟中又有真阴、真阳之分，先做六味、八味地步。人所不知。经曰：昼见夜伏，夜见昼止，按时而发，是无水也。昼见夜伏，夜见昼止，倏忽往来，时止时作，是无火也。又假造经文。以寒热准者，皆是无水，不准者，皆见无火，岂非乱道。无水者，壮水之主以镇阳光，六味汤主之。无火者，益火之原以消阴翳，八味汤主之。二方岂是治寒热之药，非但作书者可厌，即辨者，亦可厌矣。世患久疟而不愈者，非疟不可愈，乃治之不如法也。丹溪云：夜发者邪入阴分，宜用血药引出阳分，当归、川芎、红花、生地、黄柏治之，亦未及真阴、真阳之至理。遍考诸书疟论，并未能露其意。天下之病，尽用六味、八味，千古只有尔独得之秘，非但治疟无人能得此意也。且余常试有神验，故特表而出焉。

痢 疾 论

世有疟后痢者，亦有痢后疟者。夫既为疟后，发泄已尽，必无暑热之毒。复为痢疾，疟邪未清，中气复虚，邪从内陷，此正暑毒陷入脏腑之疾，最为险证也。此是元气下陷，脾气不能升举，似痢非痢也。非痢，将指为何病？既为痢后，下多则亡血，气又随痢散，阴阳两虚。阳虚则恶寒，阴虚则恶热，故寒热交战，似疟非疟也。虽系气血两虚，既复寒热交争，则是邪仍向外，仲景《伤寒论》中，凡阴病转阳，皆易愈之候。此乃痢转为疟，病属可治。若不指为疟，竟作阴虚、阳虚论，则久病坏证，死期将至，亦非补中益气所能愈也。则俱作虚论，俱用补中益气加温补，其病自愈。细阅此书，何必哓哓著成数卷，只两言括之曰：阴虚用六味，阳虚用八味足矣。读者亦不必终帙，只记二方，而千圣之妙诀已传，济世之良法已尽。所以天下庸医，一见此书，无不狂喜，以为天下有如此做名医之捷径，恨读之犹晚也。杀人之法，从此遍天下矣。嗟乎！无源乱道，何地无之，原不足与辨，因晚村辈力为崇奉，而流毒遂无尽。故作书者之罪小，而表章者之罪大也。